營養加倍！

萬用鍋研究室

料理一鍋美味
6-18歲
孩子的絕佳成長提案

金小萬

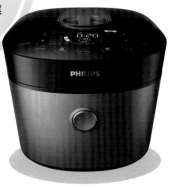

圖／文 JJ5色廚 張智櫻

營養顧問 好食課營養師團隊

序

「媽媽，朋友問我懷念台灣什麼食物，我說第一名當然是我媽的煲湯！特別是甜甜的蘋果雞湯，好想喝！」在國外唸書的女兒視訊看到我們正在喝湯，猛流口水。

女兒出生後，我堅持親自買食材，親自下廚，確保她吃進所有成長必須的營養。上高中以後，女兒愛上喝湯，當我知道飛利浦智慧萬用鍋的旗艦款——金小萬經過實驗室證實，烹調出來的料理中，蛋白質及胺基酸都大幅提高，煲出來的湯味道濃郁，喝得出食材精華都釋放在湯裡了；女兒喝得滿意，從此金小萬變成我們家的「煲湯神器」。

同樣的食材，只需放入金小萬，按個鍵，孩子所獲得的成長營養素比一般鍋具烹調更多！於是我一股腦投入研究金小萬的各種可能性，今年是我使用萬用鍋的第8年，數一數，發表過的食譜已超過400道。

年初飛利浦家電發表了金小萬最新的測試報告，原來，連鐵質、膠原蛋白、及茄紅素都有顯著提升！這幾年默默讓女兒得到了倍數增加的營養素，這真是意外的禮物啊！

現代的父母，都知道食物的質比量重要，而且隨著孩子成長的每個階段，所需要的營養素也有所不同。這本書，便是以營養師及媽媽的角度，把6-18歲孩子需要的5大類營養素的食材，組合成一道道小孩喜歡吃的餐點，操作簡單，忙碌的父母也事半功倍。讓孩子輕鬆的從日常美味中，健康快樂的成長！

感謝親友、飛利浦家電品牌方（台灣飛軒理股份有限公司）、萬用鍋社團、粉絲、麥浩斯出版社的各種支持及配合，讓我的料理創作持續充滿熱情與活力。

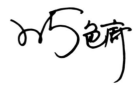

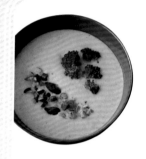

CONTENTS

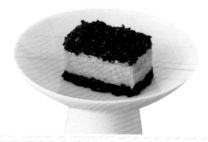

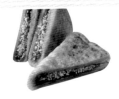

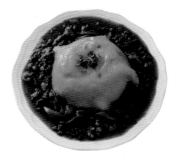

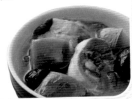

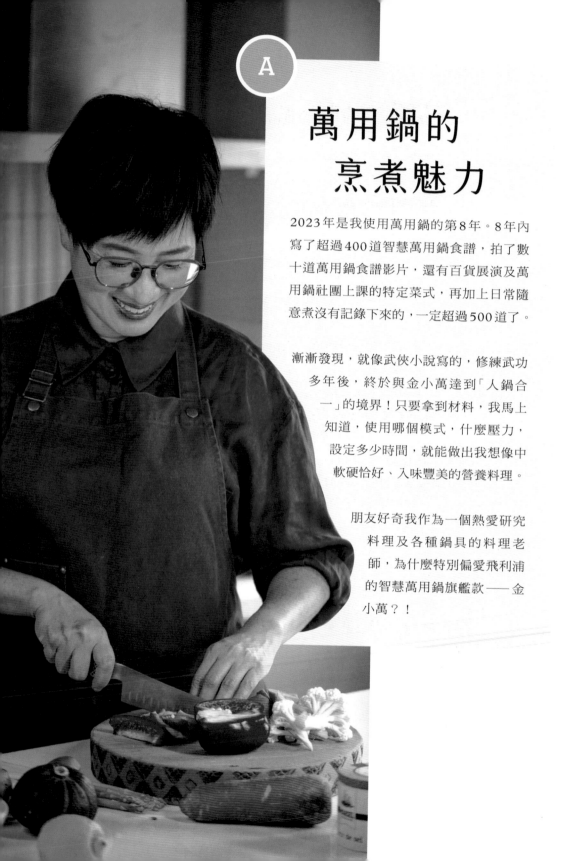

萬用鍋的
烹煮魅力

2023年是我使用萬用鍋的第8年。8年內寫了超過400道智慧萬用鍋食譜,拍了數十道萬用鍋食譜影片,還有百貨展演及萬用鍋社團上課的特定菜式,再加上日常隨意煮沒有記錄下來的,一定超過500道了。

漸漸發現,就像武俠小說寫的,修練武功多年後,終於與金小萬達到「人鍋合一」的境界!只要拿到材料,我馬上知道,使用哪個模式,什麼壓力,設定多少時間,就能做出我想像中軟硬恰好、入味豐美的營養料理。

朋友好奇我作為一個熱愛研究料理及各種鍋具的料理老師,為什麼特別偏愛飛利浦的智慧萬用鍋旗艦款——金小萬?!

一鍋搞定！廚房必備營養家電

智慧萬用鍋是一台可以開蓋煎炒的電子壓力鍋，蒸、煮、燉、滷、煎、炒、烤通通能做到，一鍋抵多鍋。頂級款的金小萬，更像是為我量身打造的武器，從來沒有讓我失望過。

營養提升，努力得到高回報

為家人營養把關是主婦們的每日目標，從用心選購每一餐的新鮮食材開始，親手料理，確保清洗、備料、烹調過程衛生又安全；不過，若想攝取充足營養，光靠食材是不夠的啊！金小萬在我的廚房中扮演著不可或缺的角色。它的「雙重脈衝科技」，能讓鍋內食物的深層營養素在烹調過程中釋放，真正煮出精華。濃郁的湯頭裡，蛋白質、胺基酸都大幅提升；鐵質、膠原蛋白、茄紅素的萃取相較於傳統鍋具，也是以倍數增加。家人的健康，因而在每日餐食間得到加倍保護。

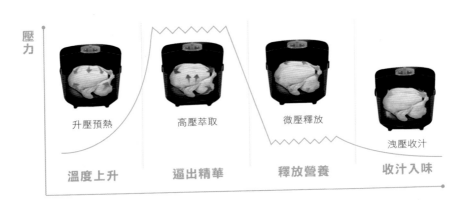

壓力	升壓預熱	高壓萃取	微壓釋放	洩壓收汁
	溫度上升	逼出精華	釋放營養	收汁入味

美味
Get!

加熱迅速、省時高效率

每次新的料理創作成功了，內心都會雀躍不已！尤其是煲湯及燉滷料理，過去使用傳統鍋具，隨便都需兩三個小時才有成果揭曉，對於沒耐性的我來説真是煎熬。而金小萬因為有「雙向IH加熱技術」，能迅速加熱，將食材均勻熟成，縮短烹調時間；肉品如果來不及解凍，也可從冷凍庫取出後直接下鍋，省時省力，卻又美味非常。不只我愛死金小萬，對追求效率烹飪的忙碌媽媽們，也是最可依賴的料理搭檔。

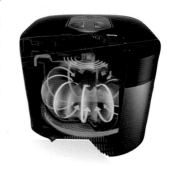

如大廚掌控般的理想火候

我用金小萬做過無數鍋色、香、味俱全的燉肉料理，大受親友歡迎！料理新手常覺得講究火候的燉肉很難駕馭，筋要軟、肉需入味但不能柴，得要有很多經驗才能做到；若以傳統鍋具來煮，更是一不注意便會燉失敗，可惜了一鍋好肉。金小萬有19種智慧烹調模式，全內建了大廚的經驗值，不少新手同學直接跟著我的食譜，放入食材，按下模式鍵，就可自動烹調出一鍋口感軟嫩、肉汁豐富、味道有層次的燉肉，家人秒殺清盤，新手通通變大廚！

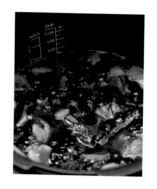

效率
Get!

盡情享受烹飪，不再大汗淋漓

不管我多麼熱愛烹飪，實在忍受不了夏天在廚房對著高溫爐火，天氣越熱，我越能感受金小萬的好。當它運作時，外鍋完全不燙手，不會感受到熱氣攻擊，也不怕孩子或寵物碰到燙傷；因內鍋夠深，無水烹調模式煎炒時，熱油也不會彈到身上。智慧烹調免顧大小火，我從金小萬偷到更多的 me time。

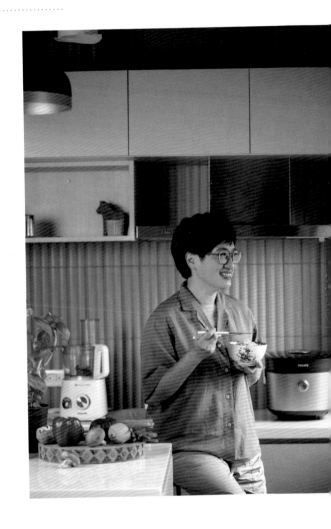

廚房變得更簡潔清爽

金小萬一鍋抵多鍋，原本廚房裡的炒鍋、湯鍋、電子鍋、電鍋、蒸鍋、壓力鍋、燉鍋……已多年沒用。我把這些被智慧萬用鍋取代的鍋具一一清理，廚房變得更簡潔明亮，做菜更得心應手。

金小萬好用的秘密

「老師，金小萬開鍋做什麼料理好？」
不少同學跟我說，她一定要在開鍋料理時讓全家驚艷！

密封模式 ── 蒸‧煮‧燉‧滷

金小萬是「煲湯神器」！我們家金小萬使用率中一半都是用「煲湯」模式。廣東人注重喝湯養生，像是番茄馬鈴薯栗子洋蔥雞湯（P110），因為金小萬有「雙重脈衝科技」，能萃取食材內更多的蛋白質、茄紅素等營養素，增強免疫力，湯頭變得更加鮮甜濃郁。這道大人小孩都愛喝的湯品，很適合新鍋開鍋啊！

可以開蓋翻炒的無水烹調模式，就像炒鍋一樣，能先把食材炒過，才來煮或燉，一鍋到底，省時省力。做法簡單的玉米巧達蛤蜊濃湯（P98）是忙碌媽媽的最愛菜式，先將紅蘿蔔及其他蔬菜用「烤雞」模式炒過，去除小孩不愛的土味，再按「煮粥」模式做成有飽足感的濃湯，配麵包或用來拌通心麵，孩子一定喜歡。

先生及孩子愛吃肉，用「牛肉/羊肉」模式做一大鍋紅燒牛肉讓他們吃個痛快！紅燒番茄牛肉麵（P68）可是JJ食譜中的好評第一名，雙重脈衝的高壓與低壓逼出蔬菜與牛肉的精華，完美融合成鮮甜無比的湯頭，牛肉軟嫩，跟著食譜做一定會成功的！

只要先把湯煲好，換個內鍋再用無水烹調模式來做熱炒，每日的一湯三菜很快便能上桌。

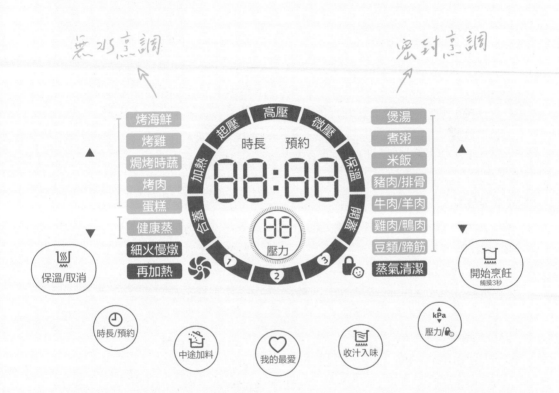

無水烹調

密封烹調

烤海鮮
烤雞
焗烤時蔬
烤肉
蛋糕
健康蒸
細火慢燉
再加熱

起壓 高壓 微壓 柔韻
加熱 時長 預約 米飯
合蓋 88:88 精華
88
壓力

煲湯
煮粥
米飯
豬肉/排骨
牛肉/羊肉
雞肉/鴨肉
豆類/蹄筋
蒸氣清潔

保溫/取消

開始烹飪
觸摸3秒

時長/預約

中途加料

我的最愛

收汁入味

壓力/🔒

無水烹調模式 —— 煎 · 烤 · 炒

把金小萬當作平底鍋、炒菜鍋來用吧！煎魚、烤肉、炒菜、炒雞，甚至烤蛋糕都有專屬模式，

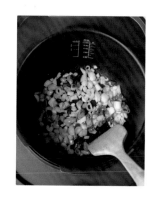

雙向IH加熱技術的加熱速度非常快，「烤雞」模式的大火力，足以將辛香料爆炒到香氣盡出，把肉絲炒米粉（P92）炒得香噴噴的。

烤魚時，設定「烤海鮮」模式，只需加一點點的油，便可將鯖魚煎得皮脆肉嫩，烤鯖魚佐莎莎醬（P116）是每個星期都可以重複的菜式。

烤魚留下的魚油，可以接著用來炒青菜！先以魚油爆香蒜片，青菜下鍋翻炒，蓋上蓋子燜一下，當洩氣閥排出的蒸氣開始減少的時候即可開蓋，加少量鹽拌勻盛盤就完成了。

這些貼心的功能，都能讓料理功力大增！

中途加料 —— 有層次的絕妙口感

多數「密封烹調」模式都可以使用「中途加料」，將需要不同時間烹調的食材分兩階段入鍋，讓每種食材煮出最佳的口感與味道。如杏鮑菇紅燒排骨（P36），同時選擇「豬肉/排骨」模式及「中途加料」，等到「中途加料」的提示聲響起，再加入杏鮑菇烹煮，便可吃到軟嫩入味的排骨及保持Q彈口感的杏鮑菇。

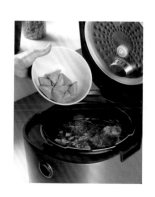

收汁入味 —— 濃郁滑溜的美味

收汁是指在烹調最後階段讓醬汁持續沸騰，變得濃稠有光澤，風味也更加濃縮，為料理帶來更醇厚的色、香、味。地中海橄欖燉鯖魚（P122）即以「煮粥」模式先燉煮，完成後按「收汁入味」讓醬汁濃稠，沾麵包或配飯都好好吃！

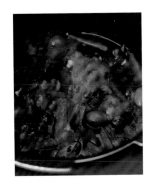

自選壓力值 —— 掌握口感喜好

金小萬為什麼比一般壓力鍋更智慧呢？自選壓力值是其中一項非常人性的功能，大多密封模式都能調整壓力值。像女兒矯正牙齒時，不能咬太硬的食物，我就會把壓力值調高，讓烹調出的食物變得軟爛好咬。同一個雞肉食譜，有咬勁的土雞跟柔軟的肉雞就會有不同的口感，只要微調壓力值，便可煮出想要的效果了。

一鍋兩菜 —— 方便同時上菜

煮湯或煮飯時，放入附送的蒸架，便可同步雙層料理，上層同時蒸另一道菜，一鍋出兩菜，更省時省力！像我製作芋泥紫米糕（P104）時，便是在煮紫米飯的同時，利用上層蒸熟芋頭，十分節省時間。

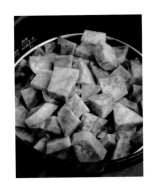

原來還能這樣用！

ⓘ 把冷凍水餃 變蕾絲脆皮煎餃

想用蕾絲煎餃讓小孩食慾大開嗎？把冷凍餃子放入不沾內鍋，倒麵粉水及少許油，合蓋上鎖，待「烤雞」模式跑完，漂亮的高麗菜豬肉冰花煎餃（P64）就做好了！

ⓘ 義大利麵及醬汁 不用分開煮

孩子下課回家叫肚子餓，立刻使用「健康蒸」模式，生的麵條與其他食材及醬汁同時下鍋，一鍋到底便煮成彈牙入味、裹滿醬汁的的義大利麵了！

ⓘ 蒸架變蛋架

將一顆雞蛋（約55克）放蒸架上，內鍋加水120ml，用「健康蒸」8分鐘，便可做出全熟的水煮蛋。若內鍋改放60ml水，「健康蒸」5分鐘，完成後馬上將蛋泡入冰水，即為溏心蛋。

ⓘ 蘿蔔糕不用水蒸

傳統蘿蔔糕要用大火蒸，顧火之餘也須留意外鍋水分是否燒乾。使用金小萬來做蘿蔔糕，只要將蘿蔔糕粉漿倒進鍋裡，選擇「蛋糕」模式，免加水免顧火，就會自動做好，超級方便的！

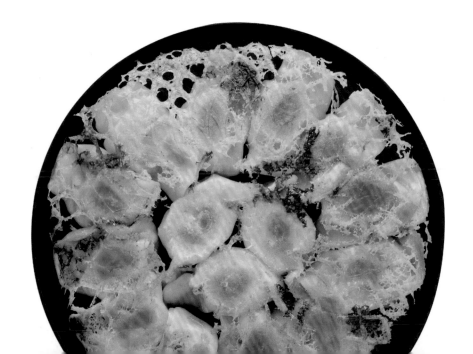

鍋具使用Q&A

Q 密封模式燉出來的肉太軟爛了怎麼辦？

A 大多密封模式都可以調節時間與壓力值來控制肉的軟硬度，給牙口較弱的長輩及幼兒的食物，適合用高壓力值煮軟；喜歡食物有咬勁則可降低壓力值。

Q 在米裡面加入食材做炊飯，按「米飯」模式後，為什麼一直顯示加熱中，不能起壓，以致最後飯沒煮熟呢？

A 「米飯」模式屬於密封模式，如同壓力鍋，鍋內的水分加熱後才能起壓；因此食材若過多蓋過水分，會導致水量過少，便不足以起壓。記得，若發現水量在米之下便是過少了。

Q 壓力值一直停留在01kPa，無法開蓋？

A 試試拔掉電源，壓力會慢慢洩完。
或參考下列影片的其他解決方式。
www.philips-da.com.tw/blogs/how-to-video/71242

Q 使用無水烹調模式煎烤時，要蓋上鍋蓋嗎？

A 無水烹調模式如同使用平底鍋，開蓋及關蓋都可以烹調。開蓋可隨時掌握食物熟度；關蓋則可減少油煙，及把食材燜熟。如果有加入水分，記得要鎖蓋，避免大量蒸氣把鍋蓋彈開。

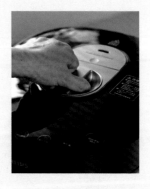

Q 煲湯一定要使用不鏽鋼內鍋嗎？

A 不沾內鍋也適合一般煲湯使用，我會把煲湯的蔬果先放在不沾內鍋底部及四周，再放入排骨，避免骨頭直接觸碰內鍋表層，就不容易刮傷鍋子了。對於烹調外殼尖銳的海鮮，如蛤蜊、螃蟹等則必須使用不鏽鋼內鍋。

Q 不鏽鋼內鍋可以放在瓦斯爐上使用嗎？

A 切記不行，內鍋稍有碰撞都會影響金小萬的感應及操作。金小萬的雙向IH加熱技術，升熱快，火力強，汆燙或翻炒，建議用金小萬直接操作最有效率。

萬用鍋如何保養？

- 內鍋用海綿及洗碗劑清洗即可。
- 內蓋可拆卸下來清洗。
- 外鍋內部側及底部加熱元件，請用擰乾的濕布擦拭，每次使用後，務必要把食物殘渣及油漬擦除乾淨。
- 定時使用「蒸氣清潔」模式，清洗及保養鍋子內部。
- 煮完豆類、白木耳或粥品等黏稠的食材後，請使用「蒸氣清潔」模式，可將黏附著洩氣閥的黏液清除，避免阻塞，導致下回使用時不能起壓。
- 使用金小萬時，不要用毛巾蓋住洩氣閥，會阻礙排氣洩壓。

Q 智慧萬用鍋安全嗎？

A 飛利浦智慧萬用鍋是電子壓力鍋，金小萬有18項高科技全方位安全防護裝置，包含安全防燙保護、雙重溫控保護、防壓力過高與防漏保護、自動斷電裝置、防乾燒保護等。例如：面板上有鍋內實際壓力值顯示，以保證開蓋安全；如果鍋內還有壓力的話，是絕對打不開的！

Q 長輩適合使用金小萬嗎？

A 非常適合！粉絲中有很多人為了安全考量，都是買給父母使用，說從此不用擔心長輩忘記關瓦斯讓鍋子燒焦了。加上金小萬的操作面板簡單易懂，長輩只需按「模式」及「開始烹飪」，便能自動烹調出美味又營養的餐點。還有我最欣賞的貼心設計──只有旗艦版金小萬才有的「防燙手把」，拿取不需隔熱手套，避免燙傷！

本書使用度量單位

1 茶匙 = 5ml

1 湯匙 = 15ml

1 杯 = 200ml

1 量米杯 = 160ml

成長期的餐桌營養學

如何幫助孩子吃好、吃對？

營養師帶你掌握關鍵飲食法，把握黃金成長期！

學童到青春期這段關鍵的成長期，是生長發育與健康的基礎。除了充足的運動、補充足夠的水分，飲食方面的營養、美味可要家長們多留意了！均衡飲食是所有飲食法的基礎，在衛生福利部的「每日飲食指南」中，可以依照孩子的年齡、性別、生活活動強度，找出適合的熱量需求及飲食建議，就可以估算均衡飲食「六大類食物」吃多少才是剛剛好哦！

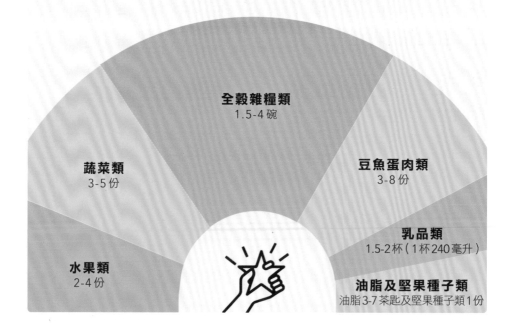

全穀雜糧類
1.5-4 碗

蔬菜類
3-5 份

豆魚蛋肉類
3-8 份

乳品類
1.5-2杯（1杯240毫升）

水果類
2-4 份

油脂及堅果種子類
油脂3-7茶匙及堅果種子類1份

【六大類食物的重要性】

食物類別	營養與功能	三大營養素		
		醣類	蛋白質	脂肪
🌰 全穀雜糧類	提供身體主要的能量來源,含有膳食纖維、維生素B群、鐵和鋅等,維持重要的生理機能	✓	✓	微量
🍖 豆魚蛋肉類	蛋白質的主要來源,幫助建構孩子骨骼與肌肉發育並維持牙齒健康	微量	✓	✓
🍼 乳品類	富含鈣質,也提供優質蛋白質、維生素D和B12營養,有助骨骼發育、牙齒健康及正常神經功能	✓	✓	✓
🥬 蔬菜類	提供豐富膳食纖維、維生素、礦物質與植化素,有助於消化道、視力健康並維持免疫功能	✓	✓	-
🍎 水果類	水果富含維生素C,也提供膳食纖維及幫助抗氧化的營養素,幫助維持免疫力及消化道功能	✓	微量	-
🥜 油脂及堅果種子類	提供必需脂肪酸及維生素E的重要來源,有助維持體內脂肪酸的平衡,維持心血管與腦部健康	-	-	✓

6-18歲成長階段的營養所需

長高、長壯、不長胖

攝取足夠的蛋白質和鈣質,對成長階段的發育至關重要。

蛋白質是構成身體組織的基本材料,適量的蛋白質能支持肌肉生長與修復,並有助於維持免疫功能,健康長壯不長胖!而**鈣質**是骨骼發育的關鍵營養素,不僅有助於長高,對牙齒健康及維持心臟功能都很重要!蛋白質和鈣質的需求量因年齡、性別和體重而異,但遵從均衡多樣的飲食,攝取豐富的蛋白質及鈣質食物,就可以在美味中獲得營養,確保孩子長高、長壯、不長胖。

不只好體力,還要好活力

成長期除了睡眠,攝取足夠的鐵質和鋅是維持體力與活力的營養關鍵!

鐵質是構成血紅素與肌紅素的重要成分,有助於運送氧氣至全身組織和肌肉,支持身體各項活動,足夠的鐵質可以預防缺鐵性貧血,確保孩子擁有充沛的活力和耐力,適應日常學習和運動。而**鋅**是胰島素及多種酵素的組成成分,參與能量代謝和蛋白質合成,成長期的孩子需要鋅來維持新陳代謝、免疫功能及生殖機能。建議可以由天然食材加上適當的烹煮方式,幫助促進飲食中的鐵質及鋅吸收!

打造健康免疫力

校園環境難免存在病菌，只要作息一亂很容易就會讓病毒趁虛而入，強健的免疫系統有助於抵禦病菌，減少生病的機會，使孩子更有活力，且更能集中注意力學習！除了運動及充足的睡眠，正確飲食可以幫助打造健康免疫力！**維生素 D、維生素 E 和茄紅素**是打造免疫力的重要營養素。維生素 D 有助於提高孩子的抵抗力、預防感染和疾病；維生素 E 及茄紅素具有很強的抗氧化效果，能夠保護細胞免受氧化損傷，由內而外建立保護網，健康成長！

吃對補腦營養，贏在起跑點

想要贏在起跑點，營養可以偷吃步！飲食中的 Omega-3 脂肪酸有助提升記憶力！

Omega-3 脂肪酸中的 EPA 與 DHA 參與腦部神經的發育與調節，也可以幫助穩定情緒，吃對營養使孩子在學業及日常生活贏在健康起跑點！科技化學習興盛，成長期的視力保健也很重要，對於長時間使用 3C 的孩子而言，EPA 與 DHA 還有助於改善乾眼的狀況哦！

Q&A 這樣吃就對了

Q 孩子挑食該怎麼辦？

A 孩子不愛吃飯和挑食一直都是讓父母頭痛的問題，要幫孩子建立不挑食或偏食的習慣，才能擁有好的健康基礎。可以嘗試使用以下方法讓食物對孩子更有吸引力。讓孩子參與「過程」，帶孩子一起去買菜或者邀請他們一起下廚，讓他們對餐桌上的料理更有感情；在吃飯時聊聊輕鬆的話題，讓他們喜歡吃飯時的氛圍；也可以將食物多做變化，像是增加造型，或是降低挑食食材的存在感，如把茄子做成茄子咖哩。

Q 孩子每天應該要攝取多少蔬菜量？

A 孩子每天至少應攝取3份蔬菜、2份水果，而且其中1份蔬菜應是深綠色或深黃紅色的蔬菜，才能獲得足夠的膳食纖維、維生素和礦物質。
- 1份蔬菜＝100克蔬菜＝小碗煮熟蔬菜5-8分滿
- 1份水果＝小碗切塊水果約8分滿

Q 保護眼睛該吃什麼？

A 科技化學習、網路遊戲發達等情況下，高度3C使用讓孩子的近視機率大幅上升，靈魂之窗是成長期需要守護的關鍵！可以補充護眼重要營養素，像是對於視覺形成有重要作用的維生素A、幫助強化視網膜上細胞及改善乾眼狀況的DHA＋EPA，以及可以過濾掉藍光減少對眼睛傷害的類胡蘿蔔素。食材方面，可以多吃魚並選擇含有葉黃素的深綠色蔬菜、含有維生素A及 β 胡蘿蔔素的紅黃橙色蔬果等。

Q 喝牛奶就一定會長高？

A 喝牛奶對孩子的成長有一定幫助，因為能提供骨骼發育足夠的原料，但並非喝越多就可以長越高；因身體一天可以吸收的鈣是有限的，過度飲用恐造成過重與腎臟負擔。每天1.5-2杯是最適當的！建議可以讓孩子在運動完或睡前喝牛奶，能夠讓補充的營養達到最佳效果！

Q 吃腦真的可以補腦嗎？

A 吃腦補腦、以形補形的迷思相信大家都聽過不少！其實吃下肚的食物都會被分解成各種營養素，以豬腦而言營養素有蛋白質，但是膽固醇及油脂含量高，吃多可能會增加身體負擔！想要補腦就要選擇補充大腦關鍵營養如Omega-3脂肪酸幫助記憶力與反應力（富含EPA及DHA的魚類）、維生素B群維持腦部神經傳導（全穀雜糧、乳品）。

Q 吃蔬菜、喝豆漿，這些植物性鈣質含量有勝過牛奶嗎？

A 補充鈣質不能只看含量，還要注意吸收率！植物性食材含有較高的植酸、草酸，會結合食物中的鈣質，使鈣質的吸收率下降；而黃豆的鈣質部分會在豆渣中，榨成豆漿時會流失，所以豆漿和蔬菜的補鈣效果其實都不如牛奶好哦！家長們不能忽略孩子成長期的牛奶攝取量！
- 1杯240毫升豆漿的鈣含量：約34mg
- 1杯240毫升牛奶的鈣含量：約240mg

Q 孩子不喜歡吃水果，可以用果汁去取代水果嗎？

A 新鮮水果中含有膳食纖維可促進腸道蠕動、幫助腸道益菌的生長，也能夠調節許多生理功能；市售果汁不但會過濾掉果渣，使水果的膳食纖維大幅降低，使水果中的糖被快速吸收，且纖維不夠、飽足感低，容易攝取過量產生肥胖問題，因此建議攝取原型水果是最好的！若真的出門在外要喝果汁，建議選擇新鮮現打、無添加糖、不過濾的更好！

Q 保健食品可以用來代替天然食物的營養素嗎？

A 營養素應以天然食物為主，保健食品只能作為飲食不足之補充！因為天然食物中除了維生素、礦物質，還提供身體生長的重要營養及許多植化素，偶爾飲食不足可以適量使用補充品，但若真的檢查發現有缺乏特定營養素，請諮詢營養師或醫師專業建議喔！

Part 1

長壯、長肉

蛋白質

國小到高中階段是肌肉與骨骼的快速成長時期，
想讓孩子長肉、長壯，一定要吃足蛋白質！

蛋白質、碳水化合物及脂質是能提供熱量的三
大營養素，其中蛋白質在人體具有建構及修補
組織的重要功能，因此對生長發育期相當重
要！除此之外，蛋白質還能維持調節生理機能
幫助營養素運輸，並且可以構成酵素、激
素和抗體等，維持健康免疫力！

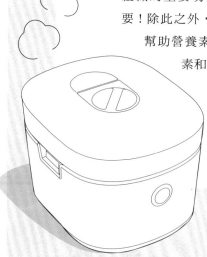

蛋白質吃多少才是剛剛好？

蛋白質很重要，但也不是吃越多越好哦！

蛋白質攝取 不足 的風險：

生長發育遲緩、體重不足、容易疲倦、抵抗力減弱

蛋白質攝取 過多 的風險：

增加肝臟及腎臟代謝負擔、增加肥胖與心血管疾病風險

【蛋白質建議攝取量】

年齡	每日蛋白質建議攝取量	換算成食物的份量
4-6 歲	30 克	1-1 又 1/3 個手掌大的肉 480 毫升牛奶
7-9 歲	40 克	1 又 1/3-2 個手掌大的肉 360 毫升牛奶
10-12 歲	男 55 克 女 50 克	2 個手掌大的肉 360 毫升牛奶
13-15 歲	男 70 克 女 60 克	2-3 個手掌大的肉 360 毫升牛奶
16-18 歲	男 75 克 女 55 克	

● 手掌為孩子的手掌大小哦

優質蛋白質吃什麼？

蛋白質含有十幾種胺基酸，其中有九種人體無法自行製造，必須透過食物補充的稱為「必需胺基酸」，而含有足量必需胺基酸的蛋白質可以稱為「完全蛋白質」，建議成長期的孩子可以多攝取！

蛋白質的主要食物，依據來源可以分為植物性蛋白質與動物性蛋白質，植物性蛋白質主要是黃豆、黑豆及其製品，屬於「完全蛋白質」，是植物性蛋白質中較佳的選擇，雖然其甲硫胺酸與動物性蛋白質相比含量較低，但只要飲食中搭配其他穀類、豆類或堅果種子即可補足。

* 上述提到的甲硫胺酸參與體內蛋白質與脂肪的代謝、影響先天免疫系統以及消化作用，只要聰明搭配食材，就不怕吃不夠唷！

而動物性蛋白質包括魚及其他海鮮、蛋、肉類，一般而言，海鮮類的脂肪含量較禽畜肉類低，並且脂肪酸的組成較為健康；肉類則要注意避免高脂肪的部位，高脂肪的肉類不僅蛋白質含量較低，飽和脂肪與膽固醇都較高！長期過量攝取容易造成心血管疾病風險哦！

乳品類也是相當好的蛋白質來源，一次可以提供三大營養素的營養還有鈣質，建議成長期的孩子每天都要喝！

【成長期的蛋白質跟著這樣吃】

食物類別	選食原則	推薦食材
豆	選擇非油炸且避免過度加工的黃豆製品	黃豆、黑豆、板豆腐（傳統豆腐）、豆乾、豆皮等
魚	均衡攝食各類海鮮及魚，避免只攝取大型魚類 *	牡蠣、文蛤、蝦子、花枝等石斑魚、鱸魚、吳郭魚、鯖魚、鮭魚等
蛋	挑選外觀完整，並且潔淨、沒有污染物的新鮮蛋品	雞蛋、鴨蛋等
肉	瘦肉蛋白質含量高，避免含高飽和脂肪的肥肉部位	牛肉、豬肉、雞肉、鴨肉等
乳品	選擇無糖的乳製品	牛奶、羊奶、優格、優酪乳等

● 大型魚類（鯊魚、旗魚等）可能累積高濃度的污染物，例如：戴奧辛、甲基汞等金屬，容易影響幼兒神經發育健康，建議減少攝取。

● 除了豆魚蛋肉及乳品類，全穀雜糧及蔬菜也含有少量的蛋白質，均衡攝取才能達到最佳的成長效果哦！

蘋果紅棗雞湯

紅蘋果、紅棗、紅枸杞與土雞熬成的湯，喝完臉色好紅潤！ 煮熟的蘋果營養更提升，滋潤抗氧化，健脾開胃，果香清甜的味道無人不愛。紅棗及枸杞養顏明目，雞肉為身體補充蛋白質，是全家人都會喜歡的湯品。

材料

土雞腿　500克	枸杞　1湯匙
蘋果　2顆	水　1200ml
去核紅棗　8顆	鹽　適量
薑　2片	

烹調時間

70

分鐘

份數

4-5人份

模式

烤雞

煲湯

1. 蘋果去芯切塊。蘋果皮有豐富的營養素，建議把皮洗乾淨，連皮一起煲湯。

2. 視個人喜歡，雞腿的皮可以去掉或保留。內鍋下雞腿，加水（份量外）蓋過雞肉。選「**烤雞**」模式及「**開始烹飪**」，將雞肉汆燙去血水，取出沖洗表面雜質備用。

3. 把雞腿、蘋果、紅棗、薑片放進內鍋，注水蓋滿材料。合蓋上鎖，選「**煲湯**」模式，按「**開始烹飪**」。

4. 完成後解鎖開蓋，放入枸杞，選「**烤雞**」模式及「**開始烹飪**」，煮3分鐘，加鹽調味便完成。

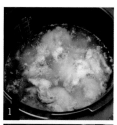

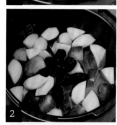

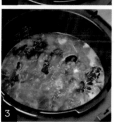

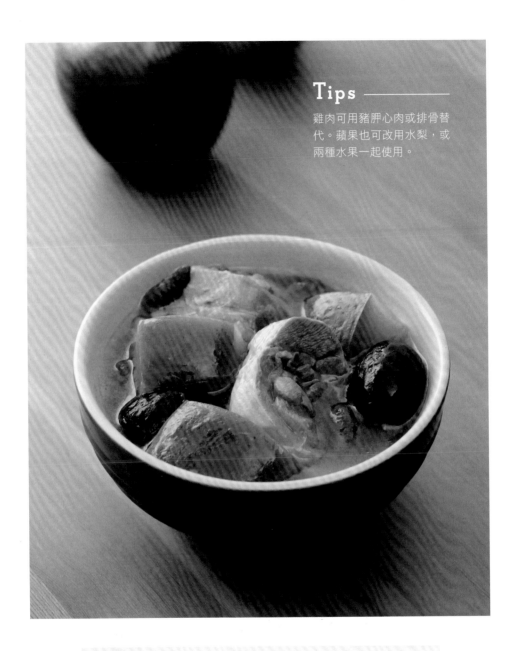

Tips ————

雞肉可用豬胛心肉或排骨替
代。蘋果也可改用水梨，或
兩種水果一起使用。

營養小學堂

土雞腿經過燉煮後口感更軟嫩，提供優質蛋白質建構身
體組織，幫助孩子發育。高壓燉煮下，雞肉中的胺基酸
快速釋放，不僅比長時間高溫加熱保留更多營養，湯中
滿滿的小分子精華更好吸收，適合給孩子補充營養。

雪裡紅毛豆炒豆乾

顏色吸睛、口感爽脆、營養豐富、鹹香下飯，難怪這道素食小菜那麼受歡迎啊！除了可以讓人扒完一大碗飯，配麵或作為下酒菜，熱吃冷吃都很讚！

材料

雪裡紅　120克	蒜末　1瓣	
紅蘿蔔(切丁)50克	辣椒　1/2條	
毛豆　200克	油　適量	
豆乾(切丁)　4片		

調味料

鹽　1/2茶匙
香菇粉　3/4茶匙
糖　1/2茶匙

烹調時間

10
分鐘

份數
3-4人份

模式

焗烤時蔬

烤雞

1. 雪裡紅泡水降低鹽分，擠乾水分後切碎。
2. 內鍋加水至刻度2，選「**焗烤時蔬**」模式及「**開始烹飪**」。水燒開後，開蓋下紅蘿蔔及毛豆燙至8分熟，取出把水瀝乾備用。
3. 內鍋加油，選「**烤雞**」模式及「**開始烹飪**」，油熱爆香蒜末及辣椒，下豆乾翻炒。下雪裡紅炒香，再下毛豆及紅蘿蔔拌炒。
4. 倒入調味料拌勻即可。

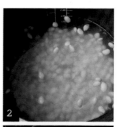

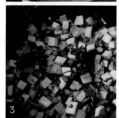

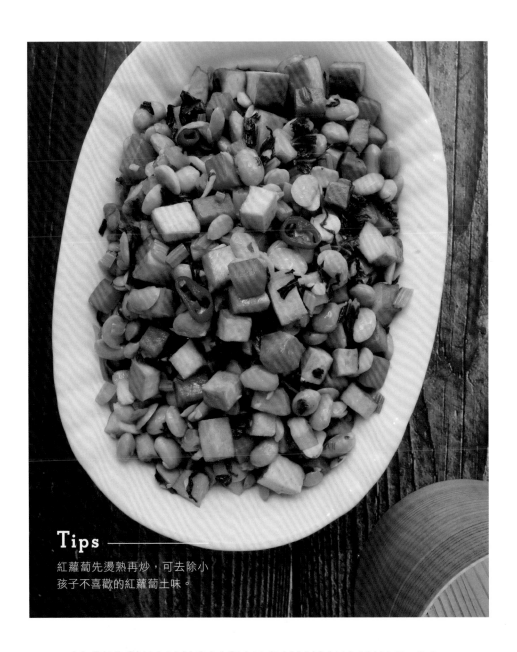

Tips ———

紅蘿蔔先燙熟再炒，可去除小
孩子不喜歡的紅蘿蔔土味。

營養小學堂

豆類是優質的植物性蛋白質來源，能幫助合成肌肉，並且修
補組織，是孩子成長不可或缺的重要營養素！同時也能攝取
優良鈣質，幫助孩子成長。豆乾營養價值高，很適合作為日
常料理的選擇。

瓜仔豆腐蒸肉

瓜仔肉是清粥小菜的必點菜式，用豆腐代替部份豬絞肉的份量來蒸肉餅，可減低肉餅內的脂肪以及熱量，配合體重管理；長輩及幼童也會很喜歡這個組合更軟滑的口感。

材料

豬絞肉　240克
板豆腐　120克
脆瓜丁　80克
蔥花　1條

調味料

胡椒粉　1/2茶匙
米酒　2湯匙
脆瓜醬汁　2湯匙
醬油　2湯匙
太白粉　1湯匙

烹調時間

25
分鐘

份數

3-4人份

模式

健康蒸

1. 取一深碗，放入豆腐壓碎，加入豬絞肉及脆瓜拌勻。
2. 調味料依序加入豆腐肉團裡，拌至調味料完全被肉團吸收，最後加太白粉拌勻。
3. 內鍋加水至刻度2，放入蒸架，深碗置蒸架上。選「**健康蒸**」模式，按「**時長/預約**」，將時間調長至20分鐘，按「**開始烹飪**」。
4. 完成後撒上蔥花即可。

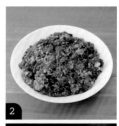

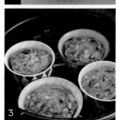

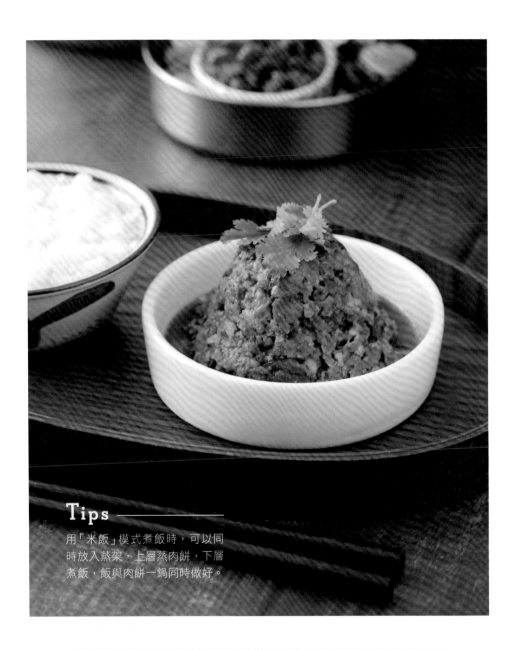

Tips ——————

用「米飯」模式煮飯時，可以同時放入蒸架，上層蒸肉餅，下層煮飯，飯與肉餅一鍋同時做好。

營養小學堂

板豆腐是優質的植物性蛋白質來源，不僅膽固醇含量比肉類更低，其含有的植物固醇也能與膽固醇競爭，避免過多膽固醇累積。且板豆腐製作過程中加入的硫酸鈣，也能幫孩子補充到鈣質哦！

香魚甘露煮

吃香魚就是為了享受魚卵在嘴裡咬破化開的鮮甜綿密，品味充滿甜瓜清香的細緻魚肉！可是偏偏刺多而細，小朋友不太敢吃。甘露煮中的醋可軟化魚刺，再經過萬用鍋的壓力燉煮，骨酥味甘，整條香魚都可以吃進肚子裡！

材料

香魚　2尾（280克）
蔥段　2條

醬汁

日式醬油　80ml
烏醋　60ml
味醂　60ml

清酒（可用水替代）　80ml
冰糖　2湯匙
水　260ml

烹調時間

120
分鐘

份數
4人份

模式

煲湯

收汁入味

1. 香魚洗淨擦乾，內鍋鋪蔥段，放入香魚。
2. 醬汁混合後倒入鍋中，讓醬汁蓋過食材。合蓋上鎖，選「**煲湯**」模式，按「**時長/預約**」上調到59分鐘，按「**開始烹飪**」。
3. 完成提示聲響起，開蓋，按「**收汁入味**」。中途不要翻動食材避免魚皮破損。約收汁12分鐘至醬汁非常濃稠，按「**保溫/取消**」。
4. 盛盤享用，熱吃冷吃皆可。放冰箱冷藏約可保存1星期。

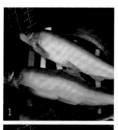

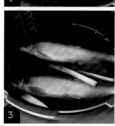

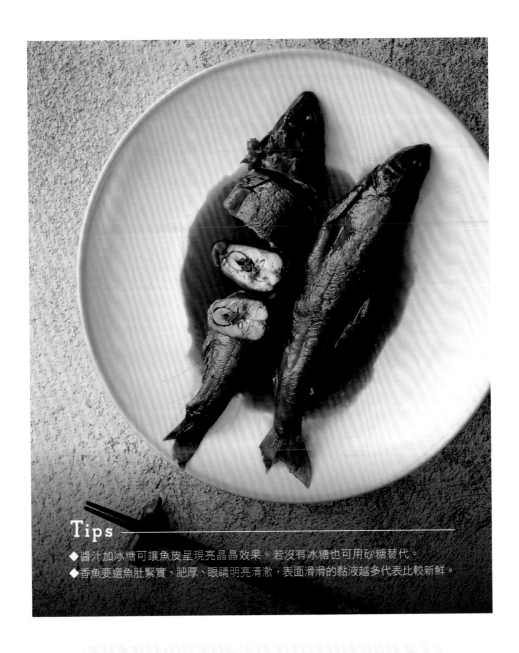

Tips

◆醬汁加冰糖可讓魚皮呈現亮晶晶效果。若沒有冰糖也可用砂糖替代。

◆香魚要選魚肚緊實、肥厚、眼睛明亮清澈，表面滑滑的黏液越多代表比較新鮮。

營養小學堂

香魚的蛋白質含量高，脂肪含量低，半尾香魚的蛋白質含量就高達13克，大約是兩顆蛋的份量，是成長期孩子補充優質蛋白質很好的來源！除此之外，香魚本身含有豐富的魚油及維生素A，可以幫助建構血管與視力的健康。

杏鮑菇紅燒排骨

「外婆紅燒肉」聽起來一定要有幾十年火候功夫，才能把五花肉燉得肥而不膩，酥而不爛，鹹甜恰好。現在利用萬用鍋智慧模式，不用火候控制，新手也能輕鬆把豬小排燉得軟嫩無比，搭配濃厚醬汁實在讓人無法抗拒！吃完一塊油亮的肉，再吃一口杏鮑菇及白飯解膩，一大鍋的紅燒排骨竟被秒殺了！

材料

杏鮑菇　350克
豬小排　1000克
薑　4片
蔥　3條
油　1茶匙

調味料

紹興酒　2湯匙
醬油　4湯匙
細冰糖　2又1/2湯匙
水　400ml

烹調時間
60
分鐘

份數
4-5人份

模式

烤雞

豬肉/排骨

中途加料

收汁入味

1. 杏鮑菇切4-5公分大塊。
2. 內鍋加水，選「**烤雞**」模式及「**開始烹飪**」，水熱將豬小排汆燙至7成熟，取出沖洗表面雜質，瀝乾。
3. 內鍋加油，選「**烤雞**」模式及「**開始烹飪**」，油熱爆香薑及蔥，將豬小排煎至兩面微焦，讓豬肉定型及增添香氣。
4. 倒入酒及醬油，與豬肉翻炒。加入冰糖，翻炒至豬肉裹上溶化的糖漿。
5. 倒入水後，合蓋上鎖，選「**豬肉/排骨**」模式，按「**中途加料**」及「**開始烹飪**」。
6. 「**中途加料**」提示聲響起，解鎖開蓋，倒入杏鮑菇，輕壓至醬汁以下，合蓋上鎖，萬用鍋繼續烹飪行程。
7. 烹調完成提示聲響起，開蓋，按「**收汁入味**」，「**時長**」延長至15分鐘，醬汁收至非常濃稠，中途翻炒避免底部醬汁燒焦。
8. 盛盤，撒上蔥絲即完成。

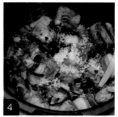

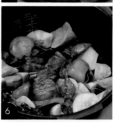

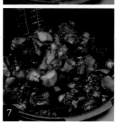

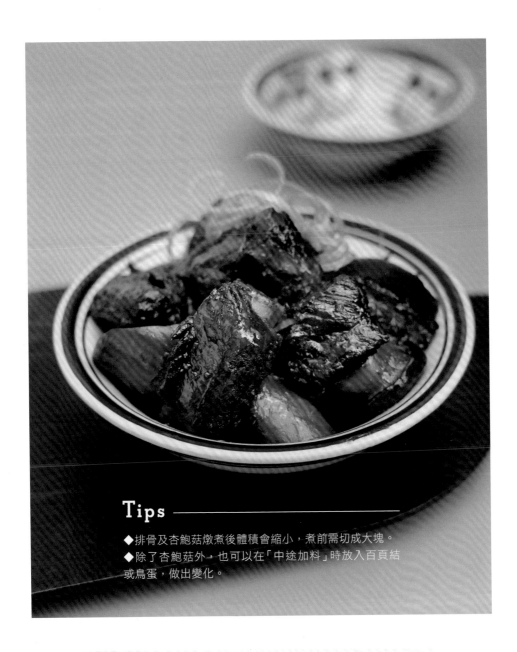

Tips

◆排骨及杏鮑菇燉煮後體積會縮小，煮前需切成大塊。
◆除了杏鮑菇外，也可以在「中途加料」時放入百頁結或鳥蛋，做出變化。

營養小學堂

五花豬肉的蛋白質有益肌肉生長，並且富有構成血紅素與肌紅素的重要鐵質，對於正值發育階段的小朋友來說相當重要！搭配清爽的杏鮑菇可以平衡料理口感，是營養滿分的主菜！

柚香烤雞腿排

不加一滴油煎的雞腿排，搭配濃烈柚香的文旦醬汁，酥香的雞肉中吃得到絲絲新鮮的文旦果肉，好清新的味覺感受。

材料
去骨雞腿排　400克
七味粉　少許

醃料
鹽　1茶匙
黑胡椒　少許

柚香醬
韓國柚子醬　1湯匙
柚子胡椒　3/4茶匙
日式醬油　1/2茶匙
清酒　1茶匙
水　2湯匙
香油　1/2茶匙

烹調時間

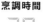

30
分鐘

份數
4人份

模式
烤雞
烤肉

1. 雞腿每片切成兩塊，擦乾水分，加鹽及黑胡椒置冷藏醃15分鐘。
2. 醃好的雞肉再擦乾水分。選「**烤雞**」模式及「**開始烹飪**」，內鍋加熱，不需加油，將兩塊雞肉的雞皮朝下鋪在內鍋底煎烤。
3. 雞皮煎烤至金黃酥脆後，翻面再煎約3分鐘至雞肉全熟，取出置盤子上。再放入另外兩塊雞腿肉煎熟後取出。將鍋底的油擦乾淨。
4. 選擇「**烤肉**」模式及「**開始烹飪**」，倒入拌勻的柚香醬材料。
5. 醬汁煮熱後，4塊雞腿排的肉朝下放在醬汁上，煮1分鐘吸收醬汁。注意不要翻面，讓雞皮保持酥香。
6. 雞腿排盛盤，撒上七味粉，佐以濃稠的柚香醬汁。

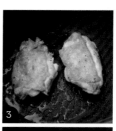

3

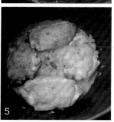

5

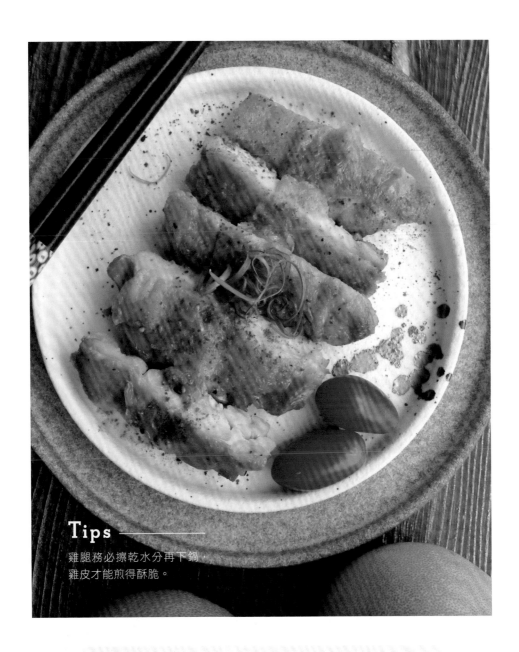

Tips

雞腿務必擦乾水分再下鍋，
雞皮才能煎得酥脆。

成長期的孩子最重要是補充足夠熱量。使用清香柚子醬促
進食慾，並選擇消化率與利用率極高的完全蛋白質——雞
肉，讓攝取的蛋白質能更有效地提供孩子生長所需。雞肉
中的菸鹼素也可以帶給孩子充沛的活力！

厚蛋烤肉三明治

台式口味三明治，重點在於內餡一定要夾醃過再烤的肉片，搭配煎得厚厚的蛋，若是再來杯紅茶牛奶，那就更對味了。早餐吃飽飽，一整天都充滿了活力！

材料

豬里肌　2片（120克）	奶油　1茶匙
吐司　2片	美乃滋　1/2茶匙
雞蛋　2顆	番茄醬　1/2茶匙
鮮奶　2茶匙	黑胡椒　少許
鹽　1/8茶匙	油　1/2湯匙
起司片　1片	

豬里肌醃料

醬油　1茶匙
糖　1/2茶匙
蒜末　1瓣
薑汁　1/8茶匙
米酒　1/4茶匙
黑胡椒　少許

烹調時間

15
分鐘

份數
1-2人份

模式
烤雞
烤肉

1. 豬里肌以敲肉棒敲打斷筋及敲薄，加醃料抓醃冷藏15分鐘。
2. 選「**烤雞**」模式及「**開始烹飪**」，放吐司烤5分鐘至金黃色，中途翻面。
3. 雞蛋加鮮奶及鹽打勻。內鍋加油，選「**烤肉**」模式及「**開始烹飪**」，油熱下1/2蛋液，把蛋液撥成比吐司略小的方塊，半熟時再淋剩下的蛋液，邊煎邊堆疊成厚蛋形狀，煎熟成厚蛋夾餡。
4. 內鍋再加油，選「**烤肉**」模式及「**開始烹飪**」，撥除豬里肌肉上的蒜末，入鍋烤熟，中途需翻面，煎好對切。
5. 一片烤吐司抹奶油，依序鋪起司片、豬里肌肉、厚蛋，撒少許黑胡椒。
6. 取第二片烤吐司抹奶油、美乃滋及番茄醬，蓋在厚蛋上成三明治，對切成兩份即可。

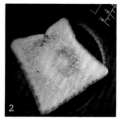

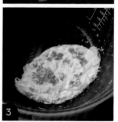

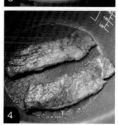

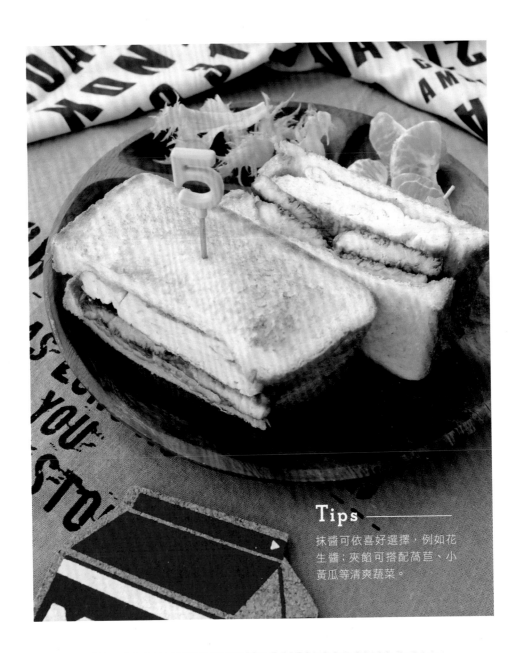

Tips————
抹醬可依喜好選擇，例如花
生醬；夾餡可搭配萵苣、小
黃瓜等清爽蔬菜。

營養小學堂

不只可以維持好體力，也能幫助維持能量代謝和免疫作
用，吃得營養還可打造保護力！一般燒烤烹調會使豬肉
流失較多營養素，如果使用低溫烹調，更能夠鎖住美味
與營養！

Part 2

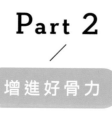

增進好骨力

鈣質

鈣質是構成骨骼、牙齒的必要成分,在黃金成長期想讓孩子長高,攝取足量鈣質非常重要!

鈣質在人體除了可以維持骨骼與牙齒的正常發育,還能幫助肌肉與心臟的收縮及神經的反應,並且對於許多激素的分泌和細胞調節,都扮演著關鍵角色。

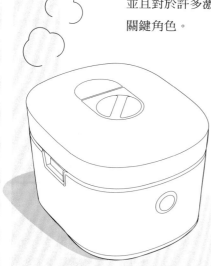

鈣質吃多少才是剛剛好？

國民營養健康狀況變遷調查顯示，4歲以上的孩子鈣攝取均未達建議量，僅攝取5-6成！在骨骼快速發育的成長期，會需要越來越多的鈣質維持健康，若缺乏足夠的鈣質可能會導致骨骼發育不良和骨質疏鬆。

【鈣質建議攝取量】

年齡	每日蛋白質建議攝取量	換算成食物的份量
4-6 歲	600 毫克	520毫升牛奶 580 克優格 90 克小方豆乾
7-9 歲	800 毫克	690毫升牛奶 775 克優格 120 克小方豆乾
10-12 歲	1000 毫克	860毫升牛奶 970 克優格 145 克小方豆乾
13-18 歲	1200 毫克	1,000毫升牛奶 1165 克優格 175 克小方豆乾

● 許多人會以豆漿替代牛奶，但豆漿的鈣質含量僅有牛奶的13%，建議可以搭配其他鈣質豐富的食材或優格、起司等乳品類吃足好鈣！

● 建議於每日飲食中將各類的含鈣食材融入（參考P45），豐富餐盤不單調！

優質好鈣吃什麼？

骨骼除了需要鈣建構與維持健康，也會儲存鈣質，並在身體需要時釋放出來使用。鈣質對骨骼的發育，人體肌肉神經系統的運作，以及血液的凝固機制都佔有很重要的角色。

鈣質的主要食物來源為乳品類，舉凡鮮乳、優格、優酪乳、奶粉以及起司等，都是相當好的補鈣來源！但要注意乳品類有相當多高糖、調味的產品，如巧克力調味乳、草莓優酪乳等，高糖會影響鈣的吸收，也會消耗體內的鈣，建議挑選無添加的產品才能達到補鈣的效益。

原味的乳製品可以加入料理製成濃湯或是點心，無糖優格也可以搭配新鮮水果或蔬菜增添口感與風味！吃麵包時加上一些起司，或是泡奶粉時加入黑芝麻，都是不錯的補鈣飲食方式。乳品類以外的食物雖然也含有鈣質，但含量相對少，建議每日都要攝取乳品哦！

【成長期的鈣質跟著這樣吃】

食物類別	選食原則	推薦食材
乳品	選擇無糖或低糖的乳品	牛奶、羊奶、優格、優酪乳、起司等
豆	選擇非油炸且避免過度加工的黃豆製品	小方豆乾、板豆腐（傳統豆腐）
魚	選擇小魚鈣質較豐富	吻仔魚、小魚乾
蔬菜	選擇深綠色蔬菜	芥蘭菜、莧菜、海帶
堅果種子	選擇無調味堅果	黑芝麻、杏仁

補鈣 小秘訣

◆ 維生素D可提高鈣吸收率，並維持適當的血鈣濃度，因此補充鈣要搭配維生素D豐富的食材，或是每天適當的日曬才能相輔相成。

◆ 維生素C可以促進消化道吸收鈣質，也能幫助膠原蛋白形成、強化骨骼。可以攝取新鮮的水果，像是芭樂、奇異果、柳橙等來補充維生素C哦！

◆ 避免攝取高糖、高油食物，以及含咖啡因的飲品與碳酸飲料。

起司活力歐姆蛋卷

旅遊時，特別期待飯店的自助早餐，長桌上擺滿了水煮蛋、溫泉蛋、荷包蛋、烘蛋，而歐姆蛋卷更是雞蛋料理中的排隊王！自選餡料，交由廚師在自己面前悉心料理，成為量身打造的好滋味！

材料

雞蛋　3顆
洋蔥（切絲）　30克
紅甜椒（切絲）　30克

起司片　2片
橄欖油　1茶匙

調味料

鹽　少許
黑胡椒　少許

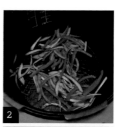

烹調時間

8

分鐘

份數

1人份

模式

烤雞

烤海鮮

1. 雞蛋加鹽巴及黑胡椒打勻。
2. 內鍋加1/4茶匙油，選「**烤雞**」模式及「**開始烹飪**」。將洋蔥及紅甜椒炒至微焦後，取出備用，將鍋底擦乾淨。
3. 內鍋加油，選「**烤海鮮**」模式，按「**開始烹飪**」，油熱倒進蛋液鋪平在鍋底，煎至底部開始凝固時，將起司片置蛋皮半圓處；洋蔥及紅甜椒放起司上。
4. 蛋皮對折，煎至蛋液熟透或到自己喜歡的半熟度。

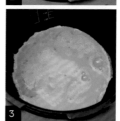

◆打蛋時用力把空氣打進蛋液裡，煎出來的蛋卷更蓬鬆軟綿。
◆中央微凸的內鍋會讓蛋液流向外圍，煎的時候不時將蛋液撥回中央，蛋皮便會厚度均一。
◆蛋皮半熟時便要對折，全熟蛋皮容易裂開。

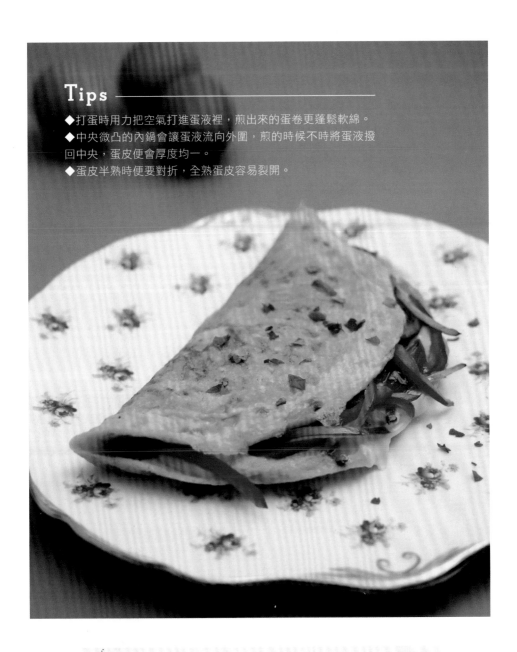

營養小學堂　蛋是可增進孩童發育的優質蛋白質，起司保留牛奶中的精華，含有豐富鈣質，有助於維持骨骼與牙齒的發育，是孩童生長的關鍵營養！

菠菜起司吻仔魚夾餅

墨西哥薄餅跟吐司一樣可以做出很多變化，烤熱的薄餅如餅乾般有脆感，不管夾肉、夾海鮮、夾蔬食都很合。切記要放入足夠的起司，與薄餅一同加熱後，起司把餡料味道融合，風味大爆發，牽絲的起司更是誘人！

材料

菠菜葉　150克
吻仔魚　100克
切達起司片（切碎）　2片
莫扎瑞拉起司片（切碎）　2片
墨西哥薄餅　2片
橄欖油　2茶匙

汆燙菠菜

鹽　1/4茶匙
油　1/2茶匙

1. 吻仔魚洗淨瀝乾。
2. 內鍋加水至刻度2，選「**烤雞**」模式及「**開始烹飪**」，水熱加入鹽巴及½茶匙油，放入菠菜燙熟，取出泡冷水，瀝乾後切碎，用廚房紙巾徹底吸乾水分。
3. 內鍋的水倒掉擦乾，選「**烤海鮮**」及「**開始烹飪**」，加少許油，油熱放入吻仔魚，慢慢把吻仔魚炒熟，並炒至鍋底沒水氣，讓吻仔魚的水分完全蒸發為止，取出放涼。
4. 把菠菜、吻仔魚、切達起司、莫扎瑞拉起司放入深碗混合均勻成夾餅內餡。
5. 把內餡分成兩份，取一片墨西哥薄餅，放入一份內餡在半圓處鋪平，薄餅對折壓平。陸續把兩份夾餅準備好。
6. 選「**烤肉**」模式及「**開始烹飪**」，加少許油，放入兩份半圓夾餅煎至兩面金黃，取出切成小片盛盤。

烹調時間

12
分鐘

份數

2-3人份

模式

烤雞
烤海鮮
烤肉

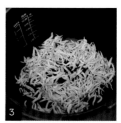

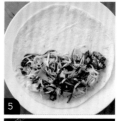

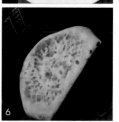

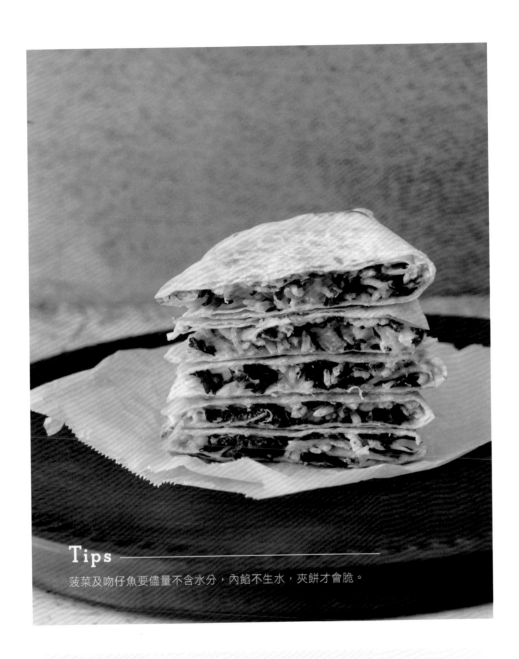

Tips

菠菜及吻仔魚要儘量不含水分，內餡不生水，夾餅才會脆。

營養小學堂

想強健骨質還有其他食材選擇！發酵過的乳製品如起司，會使造成牛奶過敏的乳糖含量大幅降低，但仍保留重要鈣質成分，孩子可以安心補充。而吻仔魚的鈣質不僅不亞於牛奶，同時飽含鎂離子，鎂可以調控骨骼中的礦物質吸收，維持骨質健康，因此也是強健骨質的好幫手！

金銀蛋浸紅莧菜

小時候看到紅莧菜的湯汁像血一樣，還真有點難以入口。直到長大後才懂紅莧菜對身體大有好處，尤其夏天當季的紅莧菜，又鮮又嫩，涼拌、清炒或做湯都好吃，是我們家最愛吃的青菜。

材料

紅莧菜　250克　　　蒜片　2瓣　　　　　香油　少許
皮蛋　1顆　　　　　高湯　120ml
熟鹹蛋　1顆　　　　油　1湯匙

烹調時間

7

分鐘

份數

2-3人份

模式

焗烤時蔬

1. 紅莧菜摘除粗梗，洗淨瀝乾。皮蛋及鹹蛋剝殼切塊。
2. 選「**焗烤時蔬**」模式，按「**開始烹飪**」，內鍋倒油，油熱後爆香蒜片，放入紅莧菜略為翻炒，加入皮蛋及鹹蛋，拌炒均勻。
3. 倒進高湯，合蓋上鎖，將紅莧菜燜煮約3分鐘至軟，淋上香油，盛盤。

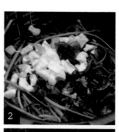

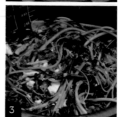

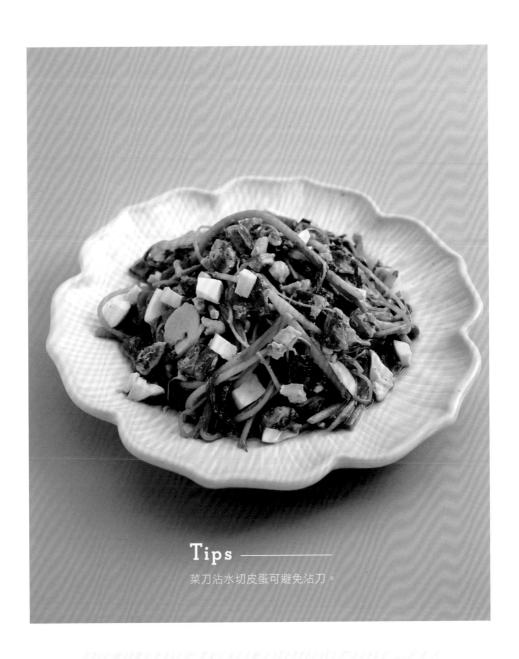

Tips ————

菜刀沾水切皮蛋可避免沾刀。

蔬菜中只有纖維素？NO！紅莧菜可是蔬菜界富含鈣質和鐵質的優良聖品呢！莧菜的鐵和鈣對孩子的牙齒骨骼生長有幫助，更可增進肌肉儲存。料理莧菜建議在水滾之後再入鍋，以縮短烹調時間，避免營養素大量流失。

蠔油芥蘭牛肉

這道小時候大概一星期會出現三次在餐桌上，是香港典型的家常菜。快炒的重點在於發揮食材的最佳口感，芥蘭需脆嫩，牛肉滑而不柴。牛肉要滑嫩，醃肉時「打水」這步驟不能省！

材料
牛肉片　150克
芥蘭　250克
薑　2片
蒜末　1茶匙
辣椒片　1/2根
糖　1/2湯匙
油　2茶匙

牛肉醃料
醬油　1又1/2茶匙
糖　1/4茶匙
紹興酒　1/2茶匙
水　2湯匙
太白粉　1/2湯匙

調味料
糖　1/4茶匙
鹽　1/4茶匙
紹興酒　1茶匙
水　1/2湯匙
蠔油　1湯匙
太白粉水　1湯匙

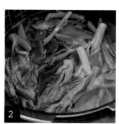

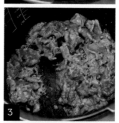

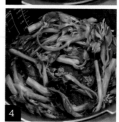

1. 芥蘭菜洗淨切段。牛肉片以醃料抓勻至水分被牛肉吸收，醃5分鐘。
2. 內鍋注水至刻度2，選「**烤雞**」模式，按「**開始烹飪**」，水燒開後加入糖½湯匙拌至溶解，將芥蘭燙至轉深色後取出，水倒掉。
3. 選「**烤雞**」模式及「**開始烹飪**」，加油燒熱，下牛肉片炒至半熟（牛肉轉粉紅色），取出，將內鍋擦乾淨。
4. 燒熱1茶匙油，爆香薑、蒜及辣椒，先下芥蘭菜炒幾下，加糖、鹽、酒及水拌炒。
5. 牛肉回鍋，倒入蠔油及太白粉水，快速拌炒至牛肉8分熟，立刻起鍋。

烹調時間
12
分鐘

份數
2-3人份

模式
烤雞

Tips

◆牛肉加水及太白粉抓醃可增加滑嫩度。
◆芥蘭加糖先燙過再炒，不容易變黃，
並可去苦味。

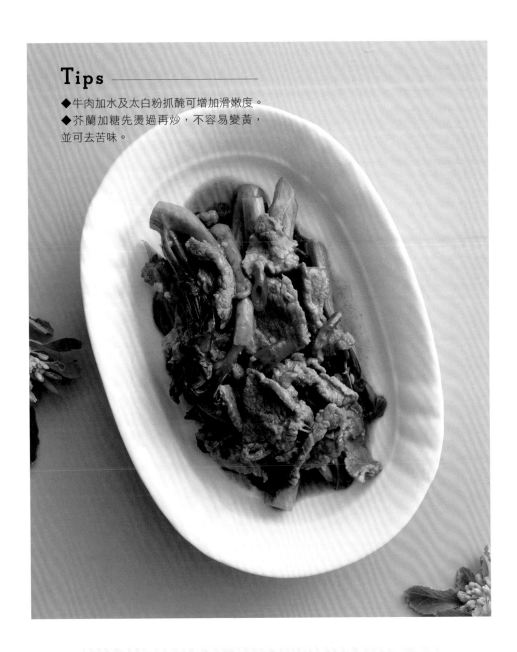

營養小學堂 芥蘭含有不亞於牛奶的鈣質，與豐富的維生素A，可以
穩固骨骼與牙齒發育！牛肉具有好吸收的鐵質，對於紅
血球發育十分有幫助，想要擁有良好精力不能沒有鐵的
營養。

Oreo乳酪蛋糕

連烤蛋糕也可以，不愧是名符其實的萬用鍋啊！乳酪蛋糕在萬用鍋裡受熱均勻，密封的環境讓蛋糕保水度高，烤出來的口感特別綿密。最讓人安心的是，烤蛋糕全程不用顧火，方便極了。除了Oreo，也可以用其他心愛的餅乾做出自家口味的乳酪蛋糕！

餅乾底
Oreo香草夾心餅乾　12塊
無鹽奶油　2湯匙

裝飾
Oreo香草夾心餅乾　4塊

乳酪內餡
奶油乳酪　340克
細砂糖　80克
雞蛋　2顆
低筋麵粉　1湯匙
鮮奶油　50ml
Oreo香草夾心餅乾　8塊

1. 15公分的蛋糕模底部鋪上烘焙紙，側邊抹一層油。
2. 無鹽奶油及奶油乳酪置室溫軟化。雞蛋置室溫。
3. 餅乾底：將含香草夾心的Oreo餅乾放入料理機徹底打碎（或放進較厚的袋子中用擀麵棍碾碎）。無鹽奶油與Oreo餅乾碎拌勻，鋪平壓緊在蛋糕模的底部。放入冰箱冷藏15分鐘定型。
4. 乳酪內餡：先把8塊Oreo香草夾心餅乾剝成小片備用。取一攪拌盆，放入已軟化的奶油乳酪，用攪拌器打成乳霜狀，加糖充分拌勻。加入1顆蛋打勻後，再加另外1顆蛋打勻。倒進過篩後的低筋麵粉及鮮奶油拌勻，把Oreo香草夾心餅乾小片混合，成乳酪內餡。
5. 將乳酪內餡倒進蛋糕模，用刮刀輕輕鋪平。蛋糕模蓋上鋁箔紙。
6. 內鍋加水1.5杯水（量米杯），放入蒸架，蛋糕模置蒸架上。
7. 合蓋上鎖，選「**蛋糕**」模式，按「**開始烹飪**」。
8. 完成提示聲響起，開蓋取出，打開鋁箔紙放涼後，將蛋糕包上保鮮膜，放冰箱冷藏8小時。
9. 脫模後，將Oreo香草夾心餅乾剝小片，放在蛋糕上裝飾，完成。

烹調時間
60
分鐘

份數
5-6人份

模式

蛋糕

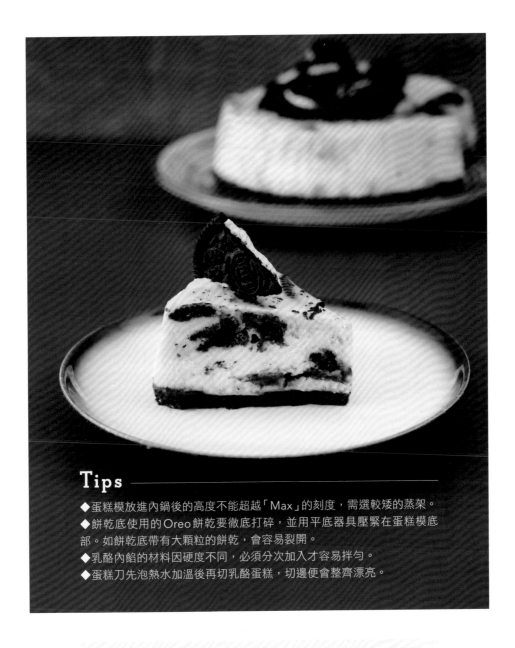

Tips

◆蛋糕模放進內鍋後的高度不能超越「Max」的刻度，需選較矮的蒸架。
◆餅乾底使用的Oreo餅乾要徹底打碎，並用平底器具壓緊在蛋糕模底部。如餅乾底帶有大顆粒的餅乾，會容易裂開。
◆乳酪內餡的材料因硬度不同，必須分次加入才容易拌勻。
◆蛋糕刀先泡熱水加溫後再切乳酪蛋糕，切邊便會整齊漂亮。

營養小學堂

不只牛奶可以提供鈣質，乳酪也是很不錯的選擇！鈣質對黃金生長期的孩子十分重要，有助於維持骨骼與牙齒的發育，也可以嘗試減少食譜中糖與裝飾餅乾的用量更健康哦。

Part 3

鐵 質

鐵質是生長不可或缺的必需營養素,對於中樞神經、內分泌、心血管、大腦等系統的發展都相當重要!它是血紅素的關鍵成分,攝取足夠鐵質有助於維持健康的血球,確保氧氣供應至全身,維持正常發育與好氣色。

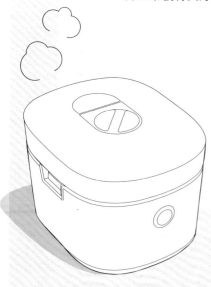

鐵質吃多少才是剛剛好？

女性需要特別注意鐵質營養，青春期女生因為月經，鐵質會比同年齡男孩更容易流失。根據國民營養調查，44歲以下女性的鐵質攝取均低於每日建議量，尤其以13-15歲的女孩平均攝取狀況最不足。家中若有青春期女孩建議飲食中多加入牛肉、豬肉、深綠色蔬菜等鐵質含量高的食物，幫助孩子補鐵。

鐵質攝取 **不足** 的風險：貧血、心悸

鐵質攝取 **過多** 的風險：過量的鐵會沉積於肺部或心臟等器官，導致器官受損

【 鐵質建議攝取量 】

年齡	每日鐵質建議攝取量	換算成食物的份量
4-6 歲		🥩 100克豬肝（約4-5片）
	10毫克	🍖 295克牛菲力（約10盎司）
7-9 歲		🥬 120克紅莧菜（煮熟1小碗）
10-12 歲		
		🥩 150克豬肝（約6-8片）
13-15 歲	15毫克	🍖 441克牛小排（約15.5盎司）
		🥬 175克紅莧菜（煮熟約1.5小碗）
16-18 歲		

● 單一食材要吃足建議攝取量可能不容易，建議於每日飲食中將各類的含鐵食材融入（參考P59），豐富餐盤不單調！

鐵質吃什麼？

鐵質依食物來源可分為「血基質鐵」（Heme iron）和「非血基質鐵」（Nonheme iron）。

鐵質分類	食物來源	吸收率
血基質鐵 （Heme iron）	紅肉、家禽類、魚類	吸收率較高，約15%，並以血紅素和肌紅蛋白的形式存在
非血基質鐵 （Nonheme iron）	蛋類、穀物、蔬菜、水果	吸收率較低，約3-8%，食物中纖維也可能影響鐵吸收

除了內臟類，要攝取單一種食材就補足每日的鐵較不易，建議含鐵的食材都可以多攝取！

血基質鐵有助於預防鐵缺乏之貧血，非血基質鐵含有適量的鐵並且可以提供其他促進鐵吸收的營養素！

補鐵 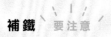 要注意

咖啡因會影響鐵質的吸收，因此若要喝茶、可可或咖啡飲品，建議餐後2小時再飲用！

【成長期的鐵質跟著這樣吃】

鐵質	食物類別	選食原則	推薦食材
血基質鐵	🥩 內臟	注意新鮮衛生、品質佳	豬肝、豬血、鴨血等
	🍖 肉	選擇瘦肉含鐵量較高	菲力牛排、豬肉等紅肉及家禽類
非血基質鐵	🌱 蔬菜	選擇深綠色蔬菜鐵質較多	紅莧菜、紅鳳菜、菠菜等
	🫘 豆	選擇新鮮的加工豆製品	豆干絲、五香豆干、小方豆干等
	🌾 全穀類	若製成甜點或甜湯，避免過度精緻或含糖過多	紅豆、綠豆等

增加鐵質吸收的 小秘訣

搭配富含維生素C的蔬果可以促進鐵質吸收，不妨在料理中添加檸檬汁或新鮮水果增添風味，也可以於用餐時搭配一杯柳橙汁！

蜜紅豆土司

口味會隨著年齡改變，以前JJ絕不碰紅豆，印象中過於費工的製作流程讓人卻步。但有萬用鍋後，發現製作口感綿密的蜜紅豆實在太方便了，大大省去顧鍋時間，只要一個按鈕就完成。夏天可做紅豆冰、冬天加水煮一下變成紅豆湯，連吐司也要抹上厚厚一層蜜紅豆，讓人吃在口中，甜在心裡！

材料

紅豆　1杯
二砂糖　1/2杯（量米杯）
水　1又3/4杯（量米杯）
土司　適量
奶油　每片土司½湯匙

烹調時間

55

分鐘

份數

4-5人份

模式

豆類/蹄筋

焗烤時蔬

1. 把紅豆及水放進內鍋。合蓋上鎖，選「**豆類/蹄筋**」模式及「**開始烹飪**」。
2. 完成提示聲響起，燜15分鐘後開蓋。按「**焗烤時蔬**」模式及「**開始烹飪**」，加糖拌勻。
3. 至水差不多收乾成蜜紅豆，取出。
4. 將溫熱的蜜紅豆抹在烤好的土司上，放上奶油，完成。

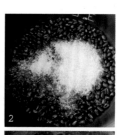

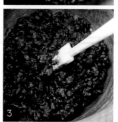

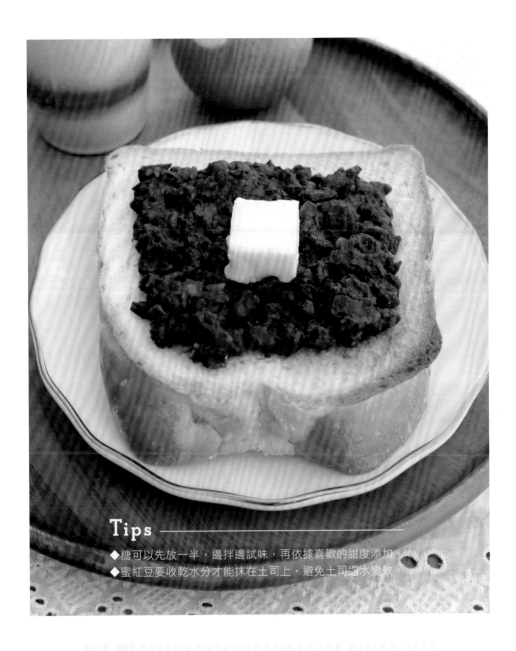

Tips

◆糖可以先放一半，邊拌邊試味，再依據喜歡的甜度添加。
◆蜜紅豆要收乾水分才能抹在土司上，避免土司遇水變軟。

營養小學堂

紅豆含有豐富的維生素B群，可增進正常發育與生長，也是大腦發育的重要營養素，紅豆的礦物質比例高於許多穀類，營養價值高！建議要保留完整的外皮，營養才能攝取完全哦！

豬肝魚片廣東粥

萬用鍋是熬粥神器，智慧「煮粥」模式壓力讓米粒在短時間化開，入口柔軟滑順。有了綿綿的粥底，簡單加入喜愛的肉類、海鮮或蔬菜配料，組合千變萬化，大家都變成粥王！味道濃郁的豬肝加上鮮甜魚片，是JJ至愛的一款粥品。

材料
白米　1杯（量米杯）
豬肝　200克
鯛魚　200克
水　10杯（量米杯）
薑絲　30克
蔥花　1條

醃白米調味料
鹽　1/2茶匙
油　1/2湯匙

魚片醃料
鹽　1/4茶匙

1. 豬肝泡冷水1小時，中途換水3次，用手輕壓豬肝擠出血水。沖淨瀝乾後，切成0.4公分片，加入15克的薑絲拌勻。
2. 白米洗淨瀝乾，以鹽及油拌勻，醃20分鐘。
3. 白米放內鍋，加水，合蓋上鎖，選「**煮粥**」模式及「**開始烹飪**」，煮成粥底。
4. 鯛魚切成0.3公分薄片，用鹽醃10分鐘後，沖掉鹽巴瀝乾。
5. 粥底煮好後，解鎖開蓋，放進魚片及豬肝，按「**烤海鮮**」模式，拌至豬肝及魚片全熟便煮好。
6. 吃的時候在碗裡撒上薑絲及蔥花。

烹調時間

40
分鐘

份數
3-4人份

模式
煮粥
烤海鮮

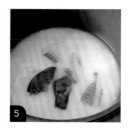

5

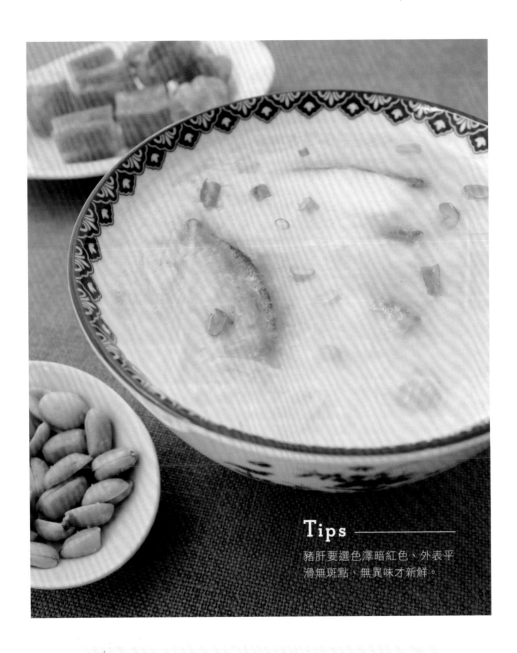

Tips ——————

豬肝要選色澤暗紅色、外表平
滑無斑點、無異味才新鮮。

營養小學堂

內臟食材除了有鐵質，也含有其他補血相關的維生素！
像是補鐵聖品豬肝就含有豐富葉酸，能提供紅血球生成
原料，讓生長發育不受限，維持好元氣！

高麗菜豬肉冰花煎餃

萬用鍋遇上煎餃時，金小萬會變身成不沾的平底鍋。當金黃脆香的蕾絲冰花煎餃，從火炊內鍋倒扣在盤子上，真的會讓人「Wow」一聲，驚喜萬用鍋果然是名符其實的萬用啊！

材料

水餃皮　50張
高麗菜　500克
鹽　2茶匙
粗豬絞肉　500克
油　2茶匙

蔥薑水

蔥　2條
薑　3片
水　150ml

調味料

鹽　1又1/2茶匙
白胡椒粉　1/2茶匙
雞粉　1茶匙
香油　1茶匙

麵粉水

低筋麵粉　1/4茶匙
太白粉　3/4茶匙
水　100ml

烹調時間

30
分鐘

份數

4-5人份

模式

烤雞

1. 高麗菜切碎，加鹽2茶匙拌勻，靜置30分鐘出水去青後瀝乾水分。
2. 蔥、薑及水放入果汁機打成蔥薑水。豬絞肉置深碗，倒入蔥薑水拌勻，再加入調味料拌勻。
3. 把豬絞肉及高麗菜混合成內餡，將2茶匙餡料放在圓型水餃皮上，包成餃子後冷凍。
4. 不沾內鍋倒油，油熱放入12-15顆冷凍餃子鋪平，煎1分鐘。接著倒麵粉水至餃子1/3高度。合蓋上鎖，選**「烤雞」**模式及**「開始烹飪」**。
5. 待**「烤雞」**模式行程完成，完成提示聲響起，解鎖開蓋，將煎至底部焦脆的餃子倒扣在盤子上即可。

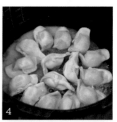

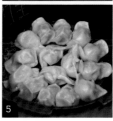

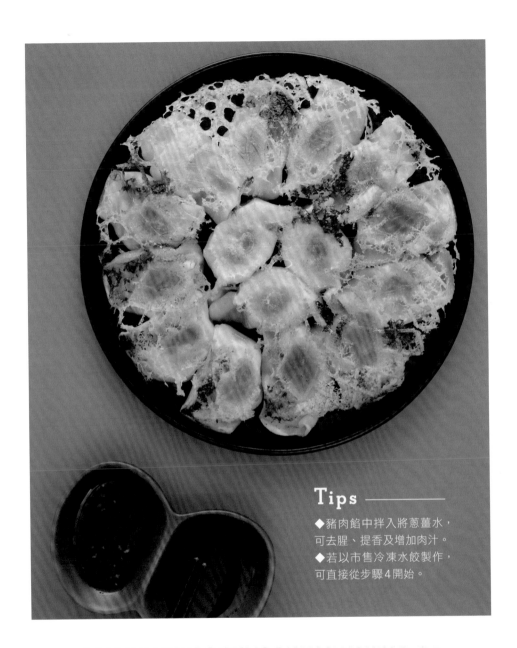

Tips ————

◆豬肉餡中拌入將蔥薑水，
可去腥、提香及增加肉汁。
◆若以市售冷凍水餃製作，
可直接從步驟4開始。

營養小學堂

高麗菜可不只為料理增添甜味，裡頭的維生素C還可以
促進豬肉中的鐵質吸收，因此這個組合不僅提升風味，
連獲取營養的效率也變高了！

韓國烤肉雜菜冬粉

韓劇中總有阿珠孃帶著手套做小菜的畫面，手一直在小菜裡用力抓了又抓，非常費力，而味道就是這樣隨著對家人的愛抓進食物裡了。韓式雜菜冬粉是我最愛的小菜，好吃的背後到底要包含對家人多少的愛，真是做過才能體驗啊！難怪，在餐廳吃的雜菜冬粉總比不上自己親手做的。

材料
韓國冬粉　100克
牛肉絲　100克
雞蛋　1顆
菠菜（5公分段）　100克
洋蔥（切絲）　40克
紅蘿蔔（切絲）　40克
紅甜椒（切絲）　40克
鮮香菇（切絲）　40克
黑木耳（切絲）　40克
蒜末　1茶匙
麻油　1湯匙
白芝麻粒　1茶匙
油　4茶匙
鹽　1/8茶匙

牛肉醃料
醬油　1湯匙
蒜末　1茶匙
糖　1茶匙
芝麻粒　1/2茶匙
清酒　1茶匙
麻油　1茶匙
胡椒粉　少許

炒菠菜
水　1湯匙
鹽　1/8茶匙

菠菜調味料
蒜末　1/2茶匙
鹽　1/4茶匙
麻油　1/2茶匙

冬粉調味料
糖　1/2湯匙
醬油　1湯匙

烹調時間
15分鐘

份數
4-5人份

模式
烤肉
焗烤時蔬
烤雞

1. 韓國冬粉泡水1小時至軟，剪成12公分段。牛肉加醃料抓醃，冷藏30分鐘。
2. 內鍋加1茶匙油，選「**烤肉**」模式及「**開始烹飪**」，油熱把分開打勻的蛋白及蛋黃分別煎成片狀，取出切絲備用。
3. 內鍋加水及鹽拌勻，選「**焗烤時蔬**」模式及「**開始烹飪**」，水熱加入菠菜，合蓋不上鎖，等洩氣閥冒煙時，開蓋取出菠菜泡冷水，擠乾水分，加菠菜調味料拌勻備用。
4. 內鍋加1茶匙油，選「**烤雞**」模式及「**開始烹飪**」，油熱將洋蔥炒至半透明，依序加入紅蘿蔔及甜椒炒熟，撒鹽拌勻取出。
5. 內鍋加1茶匙油，先炒香菇，倒入牛肉及醃醬拌炒至熟，加木耳炒勻後取出。加1茶匙油，將冬粉泡在鍋內剩餘醬汁裡，加冬粉調味料拌炒1分鐘。
6. 取出內鍋，將所有材料、蒜、麻油及白芝麻粒拌勻。

Tips ——————

◆每一種蔬菜不要炒過熟,保持脆感是好吃的秘訣。

◆韓國冬粉用地瓜粉做成,口感Q彈;而台灣冬粉多半以綠豆製成,口感偏軟。

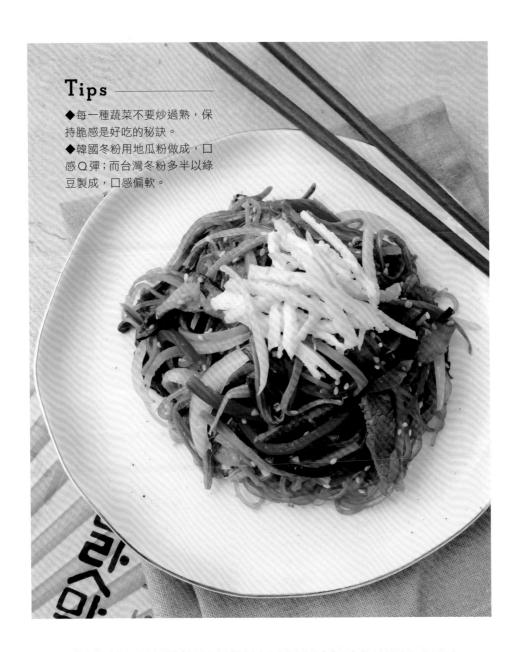

營養小學堂

雜菜使用多種色彩繽紛的蔬菜,如含有豐富鐵質的菠菜,能維持紅血球品質;高纖的黑木耳,可幫助調整腸道菌相,讓孩子的免疫力Level UP!菠菜汆燙後,會去除大部分的草酸,不僅減低澀味,也能避免礦物質(如鈣質)與草酸結合而使營養吸收率下降。

紅燒番茄牛肉麵

紅燒牛肉麵一直是最受歡迎的萬用鍋食譜，應粉絲要求，為了不吃辣的小朋友，我做了這道用更多番茄打造出清爽、充滿蔬果香甜湯頭的「兒童版牛肉麵」，全家都吃得開心，晚餐只用做這一鍋就夠了！

材料

牛肋條　900克	米酒／紹興酒　70ml
洋蔥（切3公分塊）　250克	不辣豆瓣醬　1又1/2湯匙
紅蘿蔔（切3公分塊）　250克	醬油　100ml
白蘿蔔（切3公分塊）　200克	水　600ml
番茄（切3公分塊）　700克	油　1湯匙
蔥（切段）　5條	麵　250克
蔥（切末）　1條	青江菜　3棵
薑　6片	

1. 牛肋條表面較厚的脂肪去掉，切大塊。
2. 牛肋條放入內鍋，選「**烤雞**」模式及「**開始烹飪**」，加水（份量外）蓋過食材，汆燙8分鐘去血水後取出，以清水沖掉雜質。
3. 內鍋加1茶匙油，選「**烤雞**」模式及「**開始烹飪**」，放入牛肋條煎香。取出牛肋條，續加油，爆香薑及蔥段，加洋蔥翻炒至半透明，倒入番茄炒軟。
4. 依序加入米酒、豆瓣醬拌炒後，倒入醬油拌勻，加入紅、白蘿蔔。
5. 倒水至蓋過所有材料。合蓋上鎖，選「**牛肉/羊肉**」模式，壓力值降為45kPa，按「**開始烹飪**」。
6. 烹調完成提示聲響起，取出內鍋。
7. 另一內鍋盛水，選「**烤雞**」模式及「**開始烹飪**」，將水燒開後，下麵及青江菜分別煮熟，放入湯碗。
8. 放入切塊的牛肉、紅白蘿蔔及牛肉湯，撒上蔥花便完成。

烹調時間

70
分鐘

份數
5-6人份

模式
烤雞
牛肉/羊肉

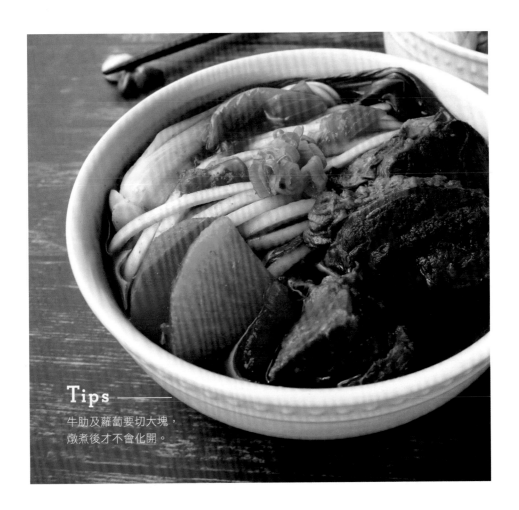

Tips ————

牛肋及蘿蔔要切大塊，
燉煮後才不會化開。

營養小學堂

牛肉富含鐵與鋅，鐵質幫助紅血球完整、避免缺鐵導致
的貧血發生，對於青春期的女生尤其重要。而想要長肌
肉的男生，除了補充蛋白質外，牛肉麵中足夠的碳水化
合物，也是幫助肌肉合成的重要營養，讓攝取的蛋白質
都能有效利用。

Part 4

幫助生長發育

鋅

鋅與孩童的生長發育及生殖健康息息相關，影響成長激素釋放、軟骨和硬骨生成、膠原蛋白合成，想讓孩子贏在健康起跑點，鋅是不可少的重要營養素！

鋅對免疫系統的發展和功能至關重要。它有助於增強免疫細胞的活性，適量攝取鋅可以幫助孩童維持健康的免疫系統，減少患病的風險。鋅對於大腦發育和認知功能也密切相關，參與神經傳導物質的合成和神經元的正常功能，有助於兒童的學習能力、記憶和智力發展。

鋅吃多少才是剛剛好？

雖然鋅是重要的營養素，仍需要適量攝取維持生理機能。

鋅攝取 （不足） **的風險**：掉髮、疲勞、肌肉量減少、口腔潰瘍、皮膚起紅疹

鋅攝取 （過多） **的風險**：噁心、嘔吐、食慾不振、腹痛頭痛、免疫功能下降、干擾其他營養素吸收而導致缺乏

【鋅建議攝取量】

年齡	每日蛋白質建議攝取量	換算成食物的份量
4-6歲	5毫克	700克文蛤 75克牛小排 200克松板肉 300克豬絞肉
7-9歲	8毫克	700克文蛤 120克牛小排 350克松板肉 300克豬絞肉
10-12歲	10毫克	700克文蛤 150克牛小排 430克松板肉 380克豬絞肉
13-18歲	男 15毫克	1400克蛤蜊 230克牛小排肉
	女 12毫克	1100克蛤蜊 180克牛小排肉

●單一食材要吃足建議攝取量不容易，建議於每日飲食中將各類的含鋅食材融入（參考P73），豐富餐盤不單調！

鋅該吃什麼？

鋅主要存在於海鮮、肉類、堅果種子及全穀雜糧食材中。海鮮的含鋅量落差大，甲殼類海鮮含有較多的鋅，一顆中等大小的牡蠣就能滿足人體一天所需；肉類中的鋅含量不僅高，也容易吸收，牛肉、豬肉等紅肉的含鋅量較雞肉這樣的白肉多；堅果種子也是鋅的來源，可以直接當作孩子的零嘴點心，其中南瓜籽的鋅含量是比較多的！

全穀雜糧食材像是糙米，因為未加工成白米，反而保留了多種重要的營養素，再加上糙米屬於主食，攝取量相對多，每天的主食適量加入糙米，可以無形之中補到很多鋅哦！

補鋅 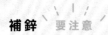 要注意

膳食纖維和鈣質可能會降低鋅的吸收率，而過多的鋅可能同時干擾其他營養素的吸收，並導致胃腸不適和其他副作用。

【成長期的鋅跟著這樣吃】

食物類別	選食原則	推薦食材
🐟 海鮮	選新鮮無汙染的甲殼類海鮮	牡蠣、文蛤、蝦子
🍖 肉	選擇紅肉含鋅量較高	牛肉、羊肉和豬肉
🥚 蛋	挑選外觀完整，並且潔淨、沒有污染物的新鮮蛋品	雞蛋、鴨蛋等
🌰 全穀類	以原型食材為主，避免過度加工的精製產品	糙米、燕麥、紅藜等
🥜 堅果種子	挑選無添加、無調味之堅果	南瓜籽、腰果、杏仁、芝麻等

增加鋅吸收的 小秘訣

◆ 搭配含鐵食材（例如：牛肉、豬肉等）。
◆ 搭配健康的油脂（橄欖油、亞麻仁油等）。
◆ 搭配含維生素C的食物（例如：添加檸檬汁或柳橙於料理中）。

蛤蜊蒸蛋

滑嫩像布丁的蒸蛋，小朋友看到就會大口配飯吃。變點花樣，把蛤蜊的汁液化成高湯，天然海鮮味道釋放到蛋液裡，蒸蛋味道鮮甜度更提升，小孩吃個不停，大人只有笑著覦吃的份了！

材料

蛤蜊　150克
雞蛋　2顆
水　150ml
鹽　1/4茶匙
蔥末　1/2條

1. 蛤蜊泡鹽水吐沙，沖淨瀝乾水，內鍋注水150ml，選「**烤海鮮**」模式及「**開始烹飪**」，水燒開後，放入蛤蜊煮至殼打開，取出蛤蜊，蛤蜊湯汁倒進碗裡放涼。

2. 雞蛋打勻成蛋液，加入放涼後的蛤蜊湯汁及鹽拌勻，過篩倒進深盤，放入蛤蜊，蓋上鋁箔紙。

3. 內鍋加水200ml（份量外），放入蒸架，選「**烤雞**」模式及「**開始烹飪**」，水燒開後，將深盤放在蒸架上。

4. 合蓋上鎖，選「**健康蒸**」及「**開始烹飪**」，按「**時長**」延長至11分鐘，按「**開始烹飪**」。

5. 烹飪完成提示聲響起，解鎖開蓋，掀開鋁箔紙，撒上蔥末，完成。

烹調時間
15
分鐘

份數
2-3人份

模式

烤海鮮

烤雞

健康蒸

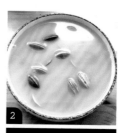

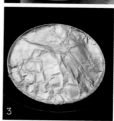

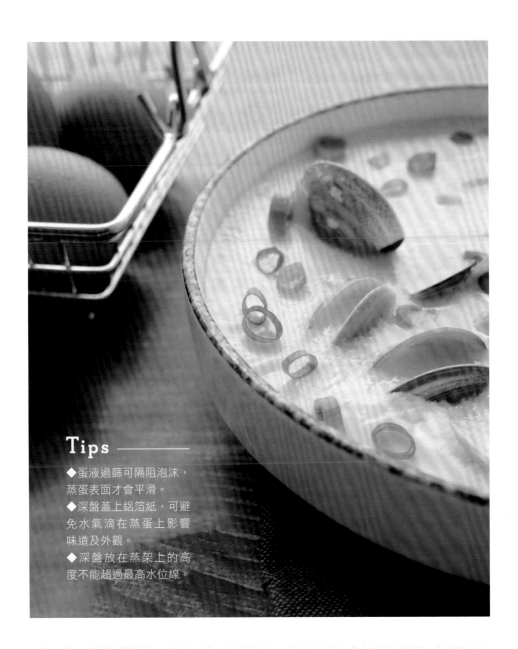

Tips ————

◆蛋液過篩可隔阻泡沫，蒸蛋表面才會平滑。
◆深盤蓋上鋁箔紙，可避免水氣滴在蒸蛋上影響味道及外觀。
◆深盤放在蒸架上的高度不能超過最高水位線。

營養小學堂

蛤蜊和雞蛋都是富含維生素B12的食材，幫助孩子神經系統發育。雞蛋的蛋黃營養密度尤其高，其維生素A能協助維持黏膜健康、抵抗病原，而微量元素銅可以穩固體內代謝機制，讓孩子擁有強健保護力！但生雞蛋中的物質會阻礙營養素吸收，因此蛋要蒸熟吃，才能確保孩子食用可以有效吸收營養唷！

烤牛小排溫沙拉

烤牛小排，不用醃，不需花巧的醬汁，好的牛肉本身就是最好的滋味。只需一點點的海鹽及黑胡椒，搭配用橄欖油烤過的當季新鮮蔬菜，快速完成高級餐廳級牛排沙拉！完全零澱粉的主餐，晚餐無負擔。

材料

牛小排　130克
海鹽　少許
黑胡椒　少許
橄欖油　1/2茶匙

溫沙拉

小番茄（對切）　10顆
櫛瓜（1公分厚塊）　1條
鹽　1/8茶匙
初榨橄欖油　少許

烹調時間

10
分鐘

份數
1人份

模式

烤雞

焗烤時蔬

1. 擦乾牛小排上的水分，兩面均勻撒鹽、黑胡椒及橄欖油。
2. 選「**烤雞**」模式，按「**開始烹飪**」，待內鍋熱時直接下牛小排，不必加油。合蓋煎牛小排，中途需翻面。每面煎約2分鐘後，取出牛小排放盤子上。
3. 不用洗內鍋，選「**焗烤時蔬**」，將櫛瓜及小番茄鋪平在鍋底。合蓋煎3分鐘，中途打開翻面，起鍋前撒上鹽巴，盛盤後滴少許橄欖油增添香氣。

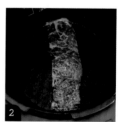

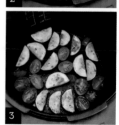

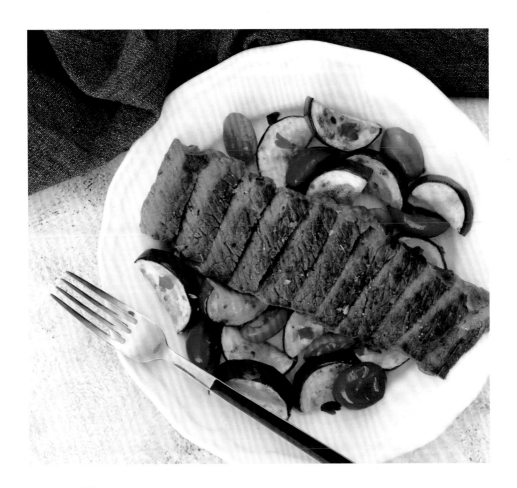

Tips

◆冷凍牛排最好在前一天移到冷藏櫃解凍，下鍋前30分鐘取出置室溫，讓牛排的中心溫度回復到與室溫相同。不要直接從冷凍取出放在水裡解凍，會破壞肉質。

◆牛小排要徹底拭乾水才下鍋，否則邊煎邊出水會變成水煮牛排效果，無論是口感或視覺都會大打折扣。

 營養小學堂　櫛瓜是沙拉中常見蔬菜，鉀含量十分豐富，能幫助體液平衡；孩子夏天出汗多，就需要補充這類電解質。此外，櫛瓜只需快速煎烤即可食用，短時間的烹調，能保留更豐富的維生素，促進牛小排中的鐵吸收。

菌菇炒蝦球

廣東人的宴客酒席裡，蝦子是重要的喜氣擔當。因為粵語裡的「蝦」與「哈」同音，吃了蝦子便會「哈哈大笑」！蝦子料理變化多端，簡單與彩蔬菌菇同炒，顏色繽紛，小孩吃得開心，媽媽自然也哈哈大笑。

材料
去殼蝦子　10隻
甜椒　15克
西洋芹　30克
綜合菇　50克
蒜片　1瓣
油　1湯匙

蝦醃料
糖　1/2茶匙
鹽　1/8茶匙
胡椒粉　1/8茶匙
太白粉　1/2茶匙

調味料
米酒　1茶匙
蠔油　1湯匙
水　1湯匙
香油　少許

烹調時間
5
分鐘

份數
3-4人份

模式
烤雞

1. 蝦子切開背部去腸，洗淨擦乾水分，以醃料醃15分鐘。
2. 甜椒切丁，西洋芹去粗纖維後切段。選「**烤雞**」模式，按「**開始烹飪**」，內鍋倒油，油熱後爆香蒜片，放入甜椒、西洋芹及菇類翻炒，至西洋芹顏色開始變深。
3. 把鍋中蔬菜撥到一旁，下油，倒入蝦球翻炒至7成熟。
4. 灑酒，倒蠔油及水，拌炒至蝦子全熟，水分收乾。淋上香油，完成。

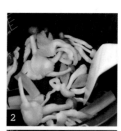

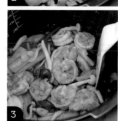

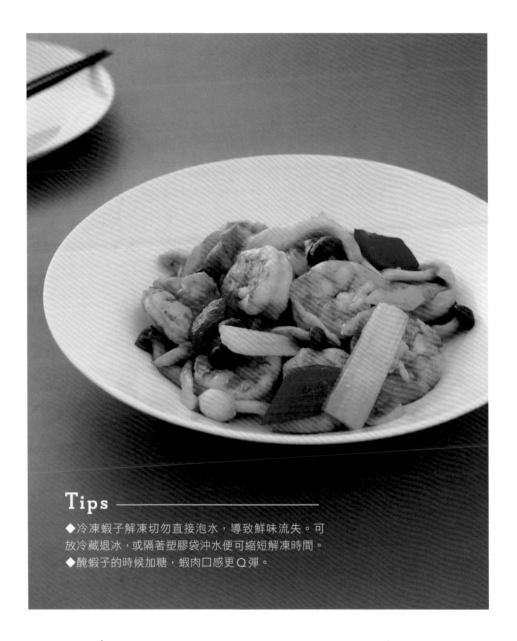

Tips

◆冷凍蝦子解凍切勿直接泡水，導致鮮味流失。可放冷藏退冰，或隔著塑膠袋沖水便可縮短解凍時間。
◆醃蝦子的時候加糖，蝦肉口感更Q彈。

營養小學堂　蝦子是海鮮中高蛋白、低脂肪的最佳代表，三尾蝦子的蛋白質含量約相當於一顆蛋，而蝦子還含有鋅的營養，與適量蔬果及油一起烹煮，就可以促進鋅的吸收哦！

牡蠣香菇五穀肉粥

與香港老同學到南部旅行，路過一家已很破舊的老店，桌上材料非常新鮮，蚵仔肥美，立刻坐下跟年事已高的老闆點了蚵仔粥。這碗粥的湯頭鮮甜無比，讓人難忘。多年後再訪，老店雖已消失，但美味深刻留在我們的腦海裡。

材料

豬絞肉　150克
牡蠣（蚵仔）　200克
乾香菇　20克
五穀米　3/4杯（量米杯）
油　1/2茶匙
水（或高湯）　1500ml
芹菜（切末）　1株

豬絞肉醃料

鹽　1茶匙
糖　1/4茶匙
太白粉　1茶匙
水　1茶匙

烹調時間
35
分鐘

份數
3-4人份

模式
烤雞
煮粥

1. 豬絞肉醃漬5分鐘。乾香菇泡水至軟後切薄片。蚵仔撒上太白粉（份量外）輕揉，沖洗乾淨後瀝乾。五穀米洗淨瀝乾。

2. 選「**烤雞**」模式，按「**開始烹飪**」，內鍋加油，爆香豬絞肉及香菇片，倒入五穀米及水。合蓋上鎖，按「**煮粥**」模式及「**開始烹飪**」。

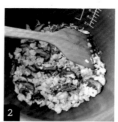

3. 烹飪完成提示聲響起，按「**保溫/取消**」，解鎖開蓋，加入蚵仔，略為攪拌讓五穀粥蓋住蚵仔，合蓋燜3分鐘至蚵仔熟。

4. 盛碗後撒上芹菜末。

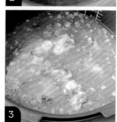

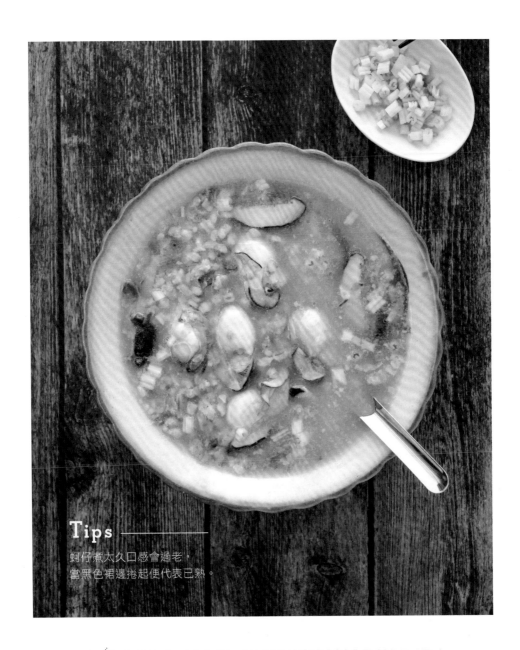

Tips ————
蚵仔煮太久口感會過老，
當黑色裙邊捲起便代表已熟。

營養小學堂

牡蠣可不只是提味聖品，高蛋白、低脂肪且富含礦物的
營養價值，非常適合發育中的孩子食用。牡蠣的鋅尤其
豐富，與蛋白質代謝、合成機制相關，是幫助建構身體
組織與成長的重要營養素哦！

蓮藕花生雞爪豬軟骨湯

最喜歡用豬軟骨來煲湯了，萬用鍋可調的壓力值能讓軟骨達到不同的口感，無論如蹄筋般軟嫩，或咬起來脆爽，隨著心情，按個鍵就可以達到。鬆軟清甜的蓮藕，加上散發堅果香氣的花生，還有膠原蛋白雙倍豐富的軟骨加雞爪，甜美的湯頭喝到嘴唇都黏住了。

材料

蓮藕	500克	薑	2片
豬軟骨	600克	水	1500ml
雞爪	6隻	鹽	1/2茶匙
花生	60克		

烹調時間

75
分鐘

份數
4人份

模式

烤雞

豬肉/排骨

1. 蓮藕洗淨，削皮，切0.8-1公分塊狀。
2. 內鍋下豬軟骨及雞爪，加水（份量外）蓋過排骨。選「**烤雞**」模式及「**開始烹飪**」，將排骨汆燙去血水，取出沖洗表面雜質備用。
3. 蓮藕、豬軟骨、雞爪、花生及薑片放進內鍋，注水至蓋滿材料。合蓋上鎖，選「**豬肉/排骨**」模式，將壓力值提高到60kPa，按「**開始烹飪**」。
4. 上桌前撈出浮油，加鹽調味。

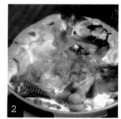

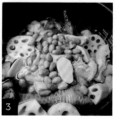

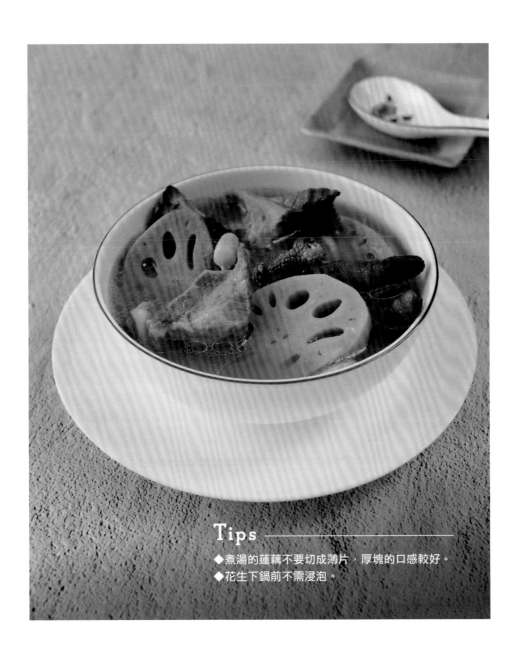

Tips

◆煮湯的蓮藕不要切成薄片，厚塊的口感較好。
◆花生下鍋前不需浸泡。

營養小學堂

煲湯後燉軟的食材更容易食用，花生與豬軟骨，都含有豐富的B1與菸鹼素，不僅參與能量代謝，讓吃下肚的營養有效利用，也可以維持皮膚及神經系統的功能。經過高壓燉煮，軟骨與雞爪的營養更容易釋出、好吸收，讓孩子長得更高更壯！

Part 5

打造健康免疫力

維生素D、E
茄紅素

健康免疫力對成長中的孩子至關重要，有助於預防感冒、咳嗽及消化道問題，避免影響發育及課業學習，而維持免疫功能除了要有運動及睡眠的好習慣，飲食也是非常重要的關鍵！

維生素D、維生素E和茄紅素是提升免疫功能的關鍵營養素。維生素D有助於調節免疫細胞的活性，增強對病毒和細菌的抵抗力，保護呼吸道健康並預防感染。而維生素E與茄紅素都是天然的抗氧化劑，避免細胞受到氧化損傷，進而增強增強免疫力，吃對營養就可以由內而外守護孩子的健康！

維生素 D 吃多少才是剛剛好？

根據國民營養調查報告，13-18歲族群血清維生素D的缺乏及邊緣缺乏盛行率約七成*，且19歲以上成人的缺乏狀況亦超過五成，代表維生素D攝取不足狀況相當嚴重！

*維生素D邊緣缺乏：定義為 20 ng/mL ≦維生素D< 30 ng/mL，缺乏定義為 < 20 ng/mL。

維生素D 不足 風險：呼吸道感染機率上升、免疫下降、肌肉功能異常、低血鈣／磷等症狀

維生素D 過多 風險：頭暈、嘔吐、食慾不振、高血鈣等情形

【維生素 D 建議攝取量】

年齡	每日維生素D建議攝取量	換算成食物的份量
4-18歲	10毫克	🐟 100克鮭魚 🐟 60克鱒魚 🥛 3.5杯牛奶 🥚 9顆雞蛋 🍄 300克白蘑菇（且有受 UV 光照射）（約18個）

●單一食材要吃足建議攝取量不容易，建議於每日飲食中將各類的維生素D食材融入（參考 P86），豐富餐盤不單調！

維生素 D 吃什麼？

維生素 D 主要來源為透過太陽光紫外線照射皮膚於體內轉換，其餘則透過食物補充，因為含有維生素 D 的食物種類不多，且食物中含量少，無法達到每日維生素建議攝取量，因此還是要多曬太陽以避免維生素 D 缺乏。每天避開炎熱（上午十點至下午兩點）時段，於早晨或傍晚曬 15-20 分鐘就可以有效補充維生素 D 哦！

維生素 D 屬於脂溶性的維生素，脂肪含量高的魚類是維生素 D 的良好來源，如鮭魚、鯖魚、鰻魚，另外像是奶類、乳酪等乳品以及蛋類，也都含有維生素 D。

【 成長期的維生素 D 跟著這樣吃 】

食物類別	選食原則	推薦食材
🐟 魚	挑選油質較高的魚類適量攝取	鮭魚、鯖魚、鰻魚、秋刀魚等
🍼 乳品	選擇無糖的乳製品	牛奶、優格和優酪乳等
🥚 蛋	挑選外觀完整，並且潔淨、沒有污染物的新鮮蛋品	雞蛋、鴨蛋等
🍄 蔬菜	日曬過的蔬菜	蘑菇、乾香菇等

維生素E吃多少才是剛剛好？

維生素E在免疫扮演重要的角色，維生素E能打造完整的第一線保護罩，有助維持細胞膜的完整性，並且增進皮膚與血球的健康。除此之外，維生素E也具抗氧化作用，有助減少自由基的產生，維持孩子的健康免疫功能。

雖然維生素E存在非常多種食物中，但根據國民營養調查，7歲以上的民眾攝取未達

【維生素E建議攝取量】

年齡	每日維生素E建議攝取量	換算成食物的份量
4-6 歲	6毫克	28克橄欖油（約2大匙） （搭配約1湯匙的適量堅果）
7-9 歲	8毫克	40克橄欖油（約2又1/2大匙） （搭配約1湯匙的適量堅果）
10-12 歲	10毫克	50克橄欖油（約3又1/3大匙） （搭配約1湯匙的適量堅果）
13-15 歲	12毫克	60克橄欖油（約4大匙） （搭配約1湯匙的適量堅果）
16-18 歲	13毫克	68克橄欖油（約4又1/2大匙） （搭配約1湯匙的適量堅果）

●建議於每日飲食中將各類的維生素E食材融入（參考P88），豐富餐盤不單調！

維生素E吃什麼？

維生素E存在許多種食物中，包括植物油（如橄欖油、葵花籽油）、堅果和種子（如杏仁、葵花籽、花生）、全穀類、綠葉蔬菜（如菠菜、甘藍）和魚類。想要補足維生素E，只要在飲食中添加適量的油脂、每日攝取一份堅果種子、以及在主食中加入糙米或胚芽米等全穀類食材，就可以大大增加維生素E的攝取量囉！

【成長期的維生素E跟著這樣吃】

食物類別	選食原則	推薦食材
油	以植物油為主	橄欖油、葵花籽油、玉米油
堅果種子	選擇未加工調味的堅果為主	杏仁、葵花籽、腰果、花生
全穀類	精製穀類維生素E含量低，盡量挑選未加工的食材	糙米、紫米、胚芽米、燕麥
蛋	挑選外觀完整，並且潔淨、沒有污染物的新鮮蛋品	雞蛋、鴨蛋等
蔬菜	選擇新鮮的深綠色蔬菜	菠菜、羽衣甘藍、蘆筍、地瓜葉等

補充維生素E 要注意

維生素E屬於脂溶性維生素，加入一點油脂可以幫助維生素E吸收！

茄紅素吃多少才是剛剛好？

蔬果中除了維生素、礦物質以外還有數千種的天然化合物，稱為植化素（phytochemicals），植化素提供植物自我保護的功能，幫助抵抗昆蟲或是病毒的傷害。而植化素中的茄紅素屬於抗氧化非常強的營養素，可以幫助減少自由基、增強免疫力及調節生理機能，對視力健康也有幫助哦！

【茄紅素建議攝取量】

年齡	每日茄紅素建議攝取量	換算成食物的份量
4-18歲	約10-30毫克	● 250克小番茄（約25顆） ● 240毫升番茄汁

● 茄紅素沒有特定的每日建議攝取量，研究上建議量約10-30毫克。

茄紅素吃什麼？

茄紅素主要存在於紅色的蔬果中，日常飲食可加入像番茄、紅蘿蔔、紅椒、紅葡萄柚等，補充適量茄紅素。

【成長期的茄紅素跟著這樣吃】

食物類別	選食原則	推薦食材
水果	選用新鮮未腐敗水果	小番茄、紅葡萄柚、紅橙
蔬菜	選用新鮮蔬菜	牛番茄、紅椒、胡蘿蔔
醬料	選擇手工製作或添加較少調味劑之醬料	番茄醬

鮭魚五目炊飯

省時省力的炊飯，是很多忙碌媽媽的招牌料理！一鍋有菜有魚，帶著微甜風味的日式炊飯，很適合讓小朋友一起動手做，不用媽媽嚕嗦，孩子就會自動自發扒兩碗！

材料
無刺鮭魚（去皮） 150克
紅蘿蔔（切絲） 40克
牛蒡（刨絲） 40克
蒟蒻（切2公分段） 40克
乾香菇（泡軟切片） 8克
鴻禧菇 30克
白米 2杯（量米杯）

醃鮭魚
鹽 1/2茶匙
清酒 1/2湯匙

調味料
日式醬油 1湯匙
味醂 1又1/4湯匙
清酒 1/2湯匙
鹽 1/2茶匙
日式高湯（或水） 260ml

烹調時間
30
分鐘

份數
4-5人份

模式
米飯

1. 鮭魚擦乾水分，醃漬10分鐘。
2. 白米洗淨瀝乾，放入內鍋，倒入調味料，並把所有材料鋪平在米上。合蓋上鎖，選「**米飯**」模式，按「**開始烹飪**」。
3. 烹調完成提示聲響起，解鎖開蓋，將材料與米飯拌勻便完成。

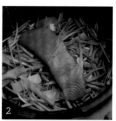

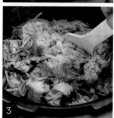

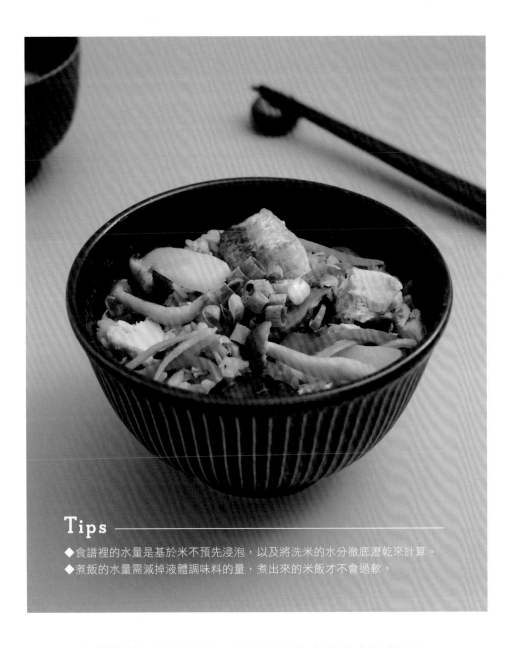

Tips
◆食譜裡的水量是基於米不預先浸泡，以及將洗米的水分徹底瀝乾來計算。
◆煮飯的水量需減掉液體調味料的量，煮出來的米飯才不會過軟。

營養小學堂

鮭魚中富含的DHA，幫助孩子神經系統發育，讓孩子擁有良好的記憶力！DHA也可提升抗氧化力，保護孩子眼睛健康。不僅如此，鮭魚具有維生素D，參與鈣質吸收及肌肉運作，讓孩子擁有絕佳的好活力！

肉絲炒米粉

好吃的炒米粉要入味,口感要柔軟中富有韌性,但其實名店的炒米粉都是與高湯一起「燜」才能保持彈性,並不是大火炒出來的。配料可隨心所欲,葷素皆宜,重點要耐心切細,口感上才能與米粉搭配。

材料

米粉　200克
豬肉絲　150克
乾香菇　4朵
蝦米　1又1/2湯匙
洋蔥（切絲）　1/4顆
紅蘿蔔（切絲）　25克
小白菜（切段）　1株
紅蔥頭末　3瓣
油蔥酥　1湯匙
油　2茶匙
香油　少許

調味料

高湯（含泡蝦米及乾香菇水）　350ml
醬油　1又3/4湯匙
烏醋　1湯匙

豬肉絲醃料

醬油膏　1/2湯匙
水　1湯匙
胡椒粉　少許

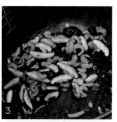

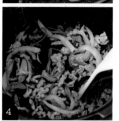

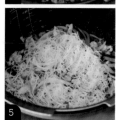

烹調時間

15
分鐘

份數
3-4人份

模式
烤雞

1. 豬肉絲醃製15分鐘。乾香菇泡水至軟後切絲。蝦米泡軟。
2. 米粉依包裝說明,泡水至軟,大約10分鐘。
3. 選「**烤雞**」模式及「**開始烹飪**」,內鍋加油爆香香菇、蝦米及紅蔥頭。
4. 加入豬肉絲,翻炒至肉轉白色,繼續加入洋蔥絲、紅蘿蔔絲及油蔥酥一起拌炒。
5. 倒進調味料及米粉。合蓋燜煮2分鐘。開鍋蓋放入小白菜拌炒至湯汁收乾。上桌前加點香油增添香氣。

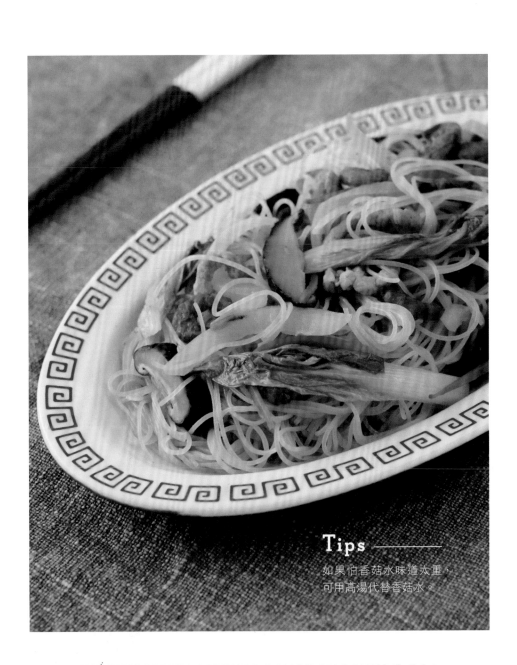

Tips ————
如果怕香菇水味道太重，
可用高湯代替香菇水。

營養小學堂

豬肉是礦物質鋅、鐵的主要來源之一，也是富含B群的
食材。維生素B1可以協助神經傳導、維持生理機能，想
要養出反應機靈的聰明孩子，就吃這一味！

紫菜蛋花餛飩湯

餛飩湯有很多做法，我最喜歡基隆早餐的版本，碗裡先放入紫菜絲、蛋皮絲，接著是煮熟的小顆餛飩，倒入熱滾滾的高湯，撒蔥末，這樣的餛飩湯好吃極了。再搭配乾麵或蔥油餅，便是最典型的基隆早午餐！

材料

豬絞肉　180克
餛飩皮　20張
蝦米　10克
水　1000ml
紫菜　5克
蛋　1顆
蔥末　1/2條
鹽　適量
香油　少許

內餡醃料

鹽　1/2茶匙
糖　1/4茶匙
白胡椒粉　少許
薑汁　1/2湯匙
醬油　2茶匙
水　1茶匙
麻油　1/2茶匙
太白粉　1/2湯匙

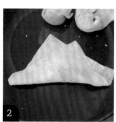

2

1. 豬絞肉加入內餡醃料，以同一方向用力攪拌均勻至有黏性，冷藏醃漬15分鐘。
2. 把約1茶匙肉餡抹在餛飩皮中央，對折成三角形，邊緣稍微沾點水黏牢，再捏成餛飩形狀。

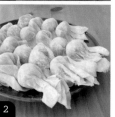

2

3. 紫菜沖洗瀝乾，雞蛋打勻備用。
4. 內鍋加水及蝦米，選「**烤雞**」模式，按「**開始烹飪**」，將水燒熱後開蓋，下餛飩煮約3分鐘至熟。
5. 放入紫菜，倒入蛋液。撒上蔥花，可加鹽巴及香油調味。

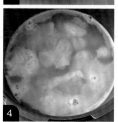

4

烹調時間

分鐘

份數

3-4人份

模式

烤雞

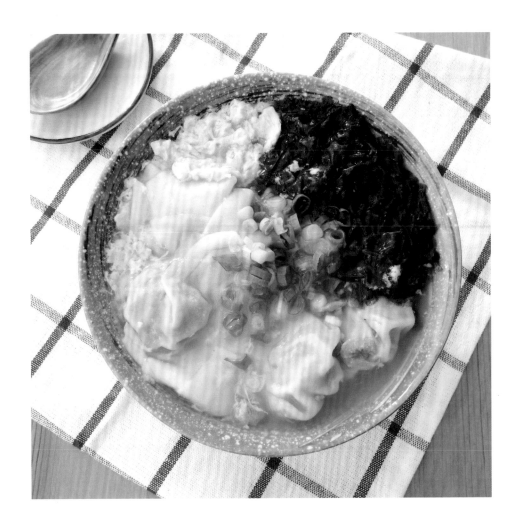

Tips

◆豬絞肉攪拌均勻至有黏性即可,不需摔打到起筋,以免口感過硬。
◆吃不完的餛飩可以放冰箱冷凍保存。

營養小學堂

紫菜中富含碘離子,是合成甲狀腺激素的主要成分,幫助調節能量代謝,維持健康生長發育。而雞蛋的蛋黃營養密度高,有豐富的維生素D幫助鈣質吸收,孩子要長高絕對少不了它!

青花椰菜濃湯

冷冷的秋冬早上，出門前喝一碗暖暖的濃湯讓腸胃慢慢甦醒吧。粉嫩療癒的薄荷綠色濃湯裡，含有外食便當裡較難吸收到的蔬菜、雜糧、乳品及堅果，開動營養活力的一天。

材料

青花椰菜　250克	牛奶　220ml	胡椒粉　少許
馬鈴薯　120克	麵粉　1湯匙	杏仁果（可省略）　5顆
洋蔥　75克	鮮奶油　70ml	
無鹽奶油　10克	鹽　1茶匙	
高湯　400ml		

烹調時間
15
分鐘

份數
3人份

模式
烤肉
烤雞

1. 青花椰菜切成小朵，馬鈴薯去皮切丁，洋蔥切丁。
2. 內鍋放入無鹽奶油，選「**烤肉**」模式及「**開始烹飪**」，當奶油融化後，加入洋蔥翻炒至洋蔥轉透明。
3. 放馬鈴薯、青花椰菜及1/2茶匙鹽略炒後，倒入高湯。續以「**烤肉**」模式，開蓋煮8分鐘至青花椰菜熟透（需避免熟過頭變黃）。

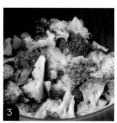

4. 牛奶與麵粉打勻至完全溶解無顆粒成麵粉牛奶液，倒入內鍋拌勻。用手持攪拌或果汁機打成泥，倒回內鍋。

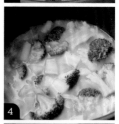

5. 加入鮮奶油，選「**烤雞**」模式及「**開始烹飪**」，輕輕攪拌均勻，當湯汁變濃稠後，加鹽及胡椒粉調味。
6. 盛盤後，撒上敲碎後的杏仁果即可享用。

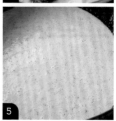

Tips ——————————

◆蔬菜用奶油炒過再水煮可增加香氣。

◆青花椰菜煮過熟會變黃，這道湯品宜使用「無水烹調」模式來煮才能保持青綠色。

◆堅果可選杏仁果、南瓜子、開心果。

◆不鏽鋼內鍋可使用手持攪拌棒在鍋內把湯打成泥狀。如用不沾內鍋，需將湯倒出至果汁機打成泥，或以其他不鏽鋼深碗裝盛，再使用手持攪拌棒。

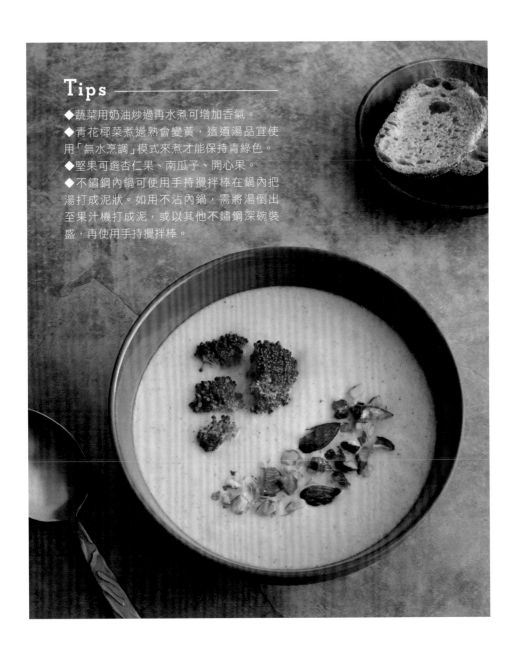

營養小學堂

想讓孩子擁有強健骨質和一口好牙嗎？鈣質和維生素C都是必須補充的營養素！牛奶中的鈣質，是骨骼與牙齒不可或缺的營養；而青花椰菜的維生素C，能幫助合成膠原蛋白與結締組織。

玉米巧達蛤蜊濃湯

罐頭濃湯是很多人的童年回憶，像火腿玉米濃湯及蛤蜊巧達濃湯，都是在超市一掃而空的口味。我把這兩種人氣口味合為一體，並以鮮乳取代鮮奶油，降低熱量。甜甜的玉米粒與鮮甜的蛤蜊湯汁結合的濃湯，大人小孩都愛喝。

材料

蛤蜊　1又1/2碗	洋蔥（切末）　1/2顆	鮮奶　300ml
玉米粒　180克	培根（切丁）　2片	麵粉　2又1/2湯匙
馬鈴薯（切丁）　180克	白酒　1湯匙	鹽　適量
紅蘿蔔（切丁）　1/4根	高湯　400ml	黑胡椒　少許

烹調時間

45
分鐘

份數

4-5人份

模式

烤雞

煮粥

健康蒸

1. 玉米罐頭瀝乾水；蛤蜊泡鹽水吐砂備用；麵粉與鮮奶打均勻至完全溶解。
2. 選「**烤雞**」模式及「**開始烹飪**」，不加油煎培根丁至轉焦脆，將½份量取出放廚房紙巾上吸油，留½在鍋內。
3. 加洋蔥炒至半透明後，倒進玉米、馬鈴薯及紅蘿蔔，一起翻炒至全部裹上油後，倒入白酒讓酒精揮發。
4. 加入高湯，按「**煮粥**」模式及「**開始烹飪**」。
5. 完成後，開蓋將麵粉鮮奶液倒進鍋裡輕輕攪拌均勻，讓湯變濃稠。
6. 按「**健康蒸**」模式，按「**時長／預約**」調至3分鐘，加入蛤蜊後合蓋，按「**開始烹飪**」，煮至蛤蜊殼張開。
7. 試吃味道，酌量加鹽及黑胡椒調味，盛盤後撒上培根碎即可。

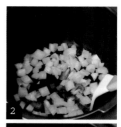

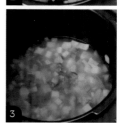

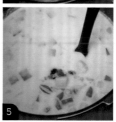

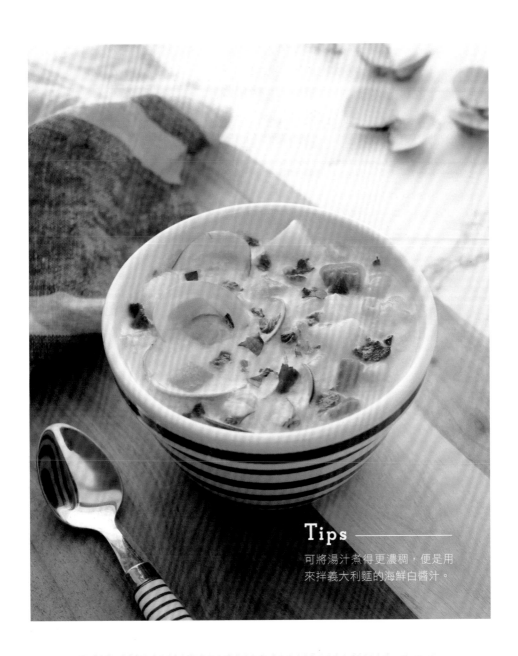

Tips ————
可將湯汁煮得更濃稠，便是用
來拌義大利麵的海鮮白醬汁。

營養小學堂

蛤蜊的脂肪含量低，可減少孩子攝取過多飽和脂肪酸而造成
健康問題；此外，貝類海鮮中豐富的鐵質，能生成健康的紅
血球、幫助血液中氧氣輸送。馬鈴薯裡豐沛的鉀離子，能協
助肌肉收縮，讓好動的孩子可以精神滿飽地盡情展現活力！

咖哩蛋包胚芽飯

百貨的美食廣場裡，總會有一家賣日式的咖哩蛋包飯，萬年不敗，人人愛吃。蛋包的做法有兩派，女兒喜歡全熟蛋皮裹著米飯，而我則獨愛半熟滑嫩的歐姆蛋蓋在飯上。咖哩醬汁經過萬用鍋燉煮後濃稠適中，入味好吃；而配料口感有層次，有夠好吃的！

胚芽飯
胚芽米　2杯（量米杯）
水　2.4杯（量米杯）

咖哩肉醬
豬絞肉　180克
洋蔥（切段）　1/2顆
紅蘿蔔（切小丁）　60克

咖哩塊　2塊
水　230ml

蛋包
雞蛋　2-3顆
鹽　少許
油　適量
巴西里　少許

烹調時間
40
分鐘

份數
2人份

模式
米飯
烤雞
煮粥

1. 胚芽米洗淨瀝乾，放入內鍋，加水。合蓋上鎖，選「**米飯**」模式，按「**開始烹飪**」。完成後，將適量的胚芽飯裝在深盤。

2. 內鍋洗淨擦乾，選「**烤雞**」模式及「**開始烹飪**」，加油，炒洋蔥、紅蘿蔔及豬絞肉。

3. 當豬絞肉炒至半熟，轉白色的時候，加咖哩塊及水拌至咖哩塊完全溶解。

4. 合蓋上鎖，選「**煮粥**」模式，按「**開始烹飪**」。完成後，取出咖哩備用。

5. 內鍋洗淨擦乾，按「**烤雞**」模式及「**開始烹飪**」，加油。蛋液打勻後加鹽巴，倒進熱油只煎單面，短暫合蓋約3-4分鐘，表面便能半熟滑嫩。

6. 將蛋包倒出蓋在胚芽飯上，咖哩淋在飯的周圍，撒上巴西里末便完成。

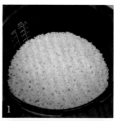

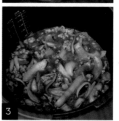

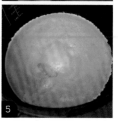

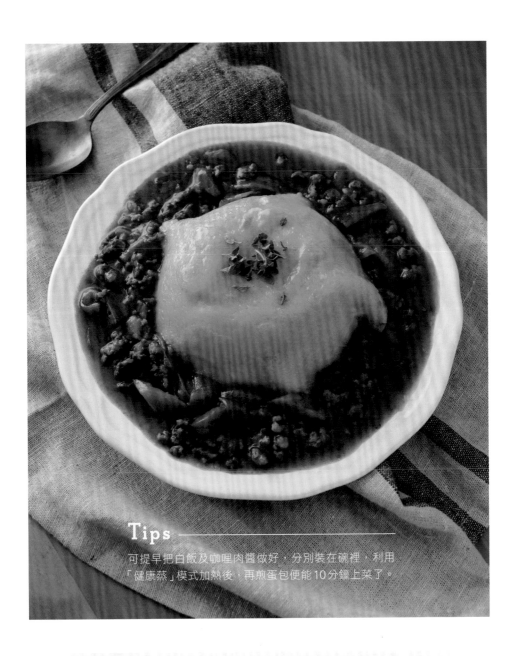

Tips ————————————————————————

可提早把白飯及咖哩肉醬做好，分別裝在碗裡，利用
「健康蒸」模式加熱後，再煎蛋包便能10分鐘上菜了。

營養小學堂

將白米換成胚芽米，孩子能攝取到更多樣的營養。胚芽米比
白米多保留胚芽層，胚芽層與雞蛋皆富含維生素Ｅ，幫助對抗
外來氧化壓力、維持細胞膜完整；這兩項食材也都含有礦物質
鋅，有助於維護良好的皮膚健康屏障、減少外在病菌侵擾。

花生黑芝麻麥仔煎

萬用鍋的「無水烹調」模式，就像用平底鍋一樣，可以煎鬆餅，也可以做現在路上已不容易找到的麥仔煎。小朋友下課吵著肚子餓，立刻端上一份香噴噴的麥仔煎，吃飽就有力氣寫功課了！

材料
中筋麵粉　1/2 杯 (量米杯)
高筋麵粉　1/2 杯 (量米杯)
細砂糖　1 又 1/2 湯匙
即溶酵母粉　1/2 茶匙
冷水　160ml
泡打粉　1/4 茶匙
小蘇打粉　1/8 茶匙
雞蛋　1 顆
油　2 茶匙

餡料
花生糖粉　6 湯匙
黑芝麻粒　1 湯匙

煎餅用
無鹽奶油　1 茶匙

烹調時間
10
分鐘

份數
2-3 人份

模式
烤肉
烤雞

1. 把中筋麵粉、高筋麵粉、細砂糖、即溶酵母粉及水置深碗混合均勻，蓋上保鮮膜於室溫發酵 1 小時。再加入泡打粉、小蘇打粉、雞蛋及油拌均勻成麵糊。

2. 選「**烤肉**」模式及「**開始烹飪**」，放入一半的麵糊鋪滿鍋底，煎至表面出現大氣孔時，在半圓處撒上花生糖粉，另一半圓撒黑芝麻粒，對折。

3. 按「**保溫／取消**」，選「**烤雞**」模式及「**開始烹飪**」，放入 1/2 茶匙無鹽奶油在鍋底，融化後把煎餅煎至兩面金黃。

4. 取出，再倒進剩餘麵糊煎第二片。完成後切小片盛盤。

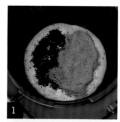

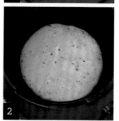

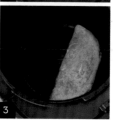

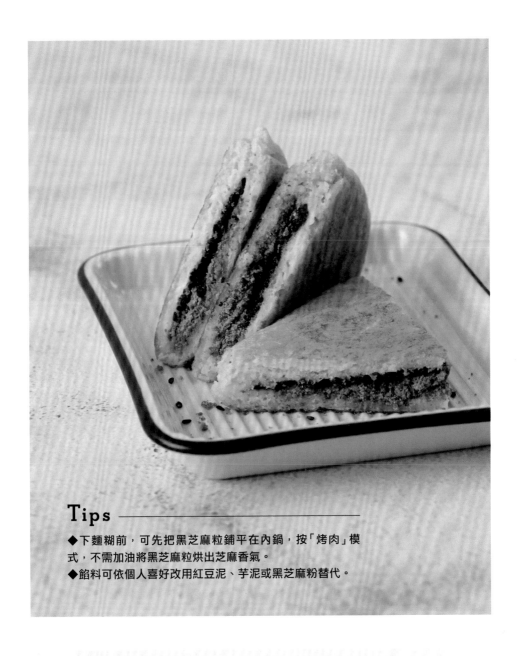

Tips

◆下麵糊前,可先把黑芝麻粒鋪平在內鍋,按「烤肉」模式,不需加油將黑芝麻粒烘出芝麻香氣。
◆餡料可依個人喜好改用紅豆泥、芋泥或黑芝麻粉替代。

營養小學堂

黑芝麻比起白芝麻可提供更多的鈣質與營養素,對骨骼、牙齒發育都大有益處;花生中的維生素E能維持細胞膜的完整性,增強孩子的免疫系統。麥仔煎製作起來不費工,適合作為下午茶點心。

芋泥紫米糕

我是芋泥甜點控，芋頭泥扎實又綿密的口感十分療癒。從基隆的芋泥球，到台北水源市場的芋泥糕，我都可以自己抱著一盒吃個痛快。用萬用鍋不需浸泡便可以煮出Q彈的養生紫米飯，煮飯同時一鍋兩層把芋頭蒸熟。自家做的芋泥糕，當然是「厚芋泥」版來的！

糯米飯
紫米（黑糯米） 1杯（量米杯）
白糯米 1杯（量米杯）
水 1.8杯（量米杯）
砂糖 60克

芋泥
去皮芋頭（切片） 600克
無鹽奶油 20克
糖粉 100克
鮮奶油 2湯匙

烹調時間
35
分鐘

份數
6人份

模式
米飯

1. 黑糯米與白糯米洗淨瀝乾，放入內鍋，加水。放入蒸架，將芋頭片放入網盤置蒸架上。合蓋上鎖，選「**米飯**」模式，按「**開始烹飪**」。
2. 完成後，取出芋頭放入深盤，用叉子壓成芋泥，中途拌入無鹽奶油及糖粉，再加入鮮奶油拌均勻成芋泥餡。
3. 趁黑糯米飯熱的時候加入砂糖拌勻，分成兩等份。
4. 取方型模具（18×18cm）或便當盒，鋪上烘焙紙，放入一半的黑糯米飯鋪平壓緊，接著鋪上芋泥餡，最後蓋上另一半的黑糯米飯，壓平整緊實。
5. 放涼後切塊，冷藏保存。

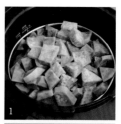
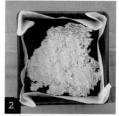
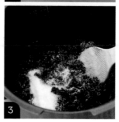

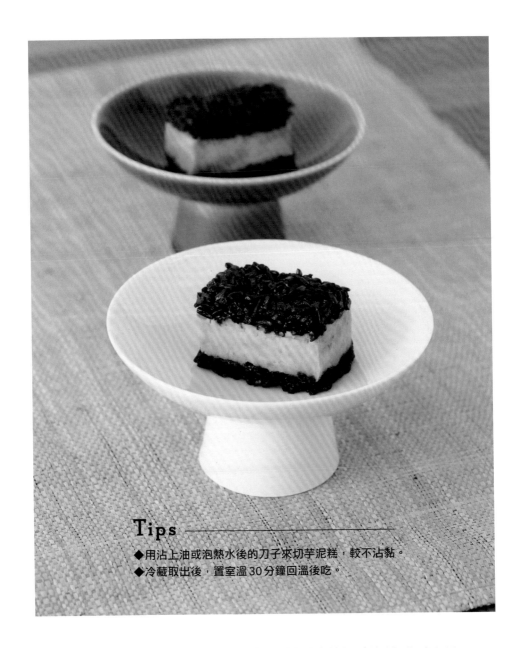

Tips

◆用沾上油或泡熱水後的刀子來切芋泥糕,較不沾黏。
◆冷藏取出後,置室溫30分鐘回溫後吃。

營養小學堂

紫米較特別的就是含有植化素中的花青素,能抗氧化,增強免疫力!並且膳食纖維含量不低,可幫助維持消化順暢!芋頭和紫米也都含有維生素E,補充吃不夠的營養,帶來健康保護力。適量作為健康小點心很適合哦!

義式獵人燉雞

「一鍋到底」是忙碌主婦最愛的關鍵字，用萬用鍋做的西式燉雞，只需把雞肉煎香，加入大量的蔬菜燉煮，不用顧火，香噴噴的燉雞自動煮好，吃到的都是食材的鮮美原味，是新手也不會失敗的料理。

材料

雞肉棒棒腿　1000克
洋蔥（切段）　3/4顆
紅蘿蔔（切段）　1/2條
紅甜椒（切段）　1顆
西洋芹（切1公分丁）　1根
小番茄　8顆
蒜末　1瓣
月桂葉　1片
迷迭香　1/2茶匙
橄欖（切片）　10顆
橄欖油　2湯匙

醃雞腿

鹽　1/2湯匙
黑胡椒　1/4茶匙
麵粉　3湯匙

醬汁

白酒　100ml
番茄糊　500ml

烹調時間
40
分鐘

份數
3-4人份

模式

烤雞

雞肉/鴨肉

1. 棒棒腿先用廚房紙巾吸乾水分，撒上鹽及黑胡椒醃30分鐘，再撒上麵粉。
2. 選「**烤雞**」模式及「**開始烹飪**」，加熱1湯匙油熱鍋，將醃好的棒棒腿分批煎至兩面金黃後取出。
3. 鍋中放入蒜末、洋蔥、紅蘿蔔、紅甜椒、西洋芹、小番茄、月桂葉和迷迭香拌炒。
4. 加白酒繼續炒至酒精蒸發後，把棒棒腿回鍋，倒入番茄糊拌勻。
5. 選「**雞肉/鴨肉**」模式，將壓力值降至35kPa，按「**開始烹飪**」。
6. 烹飪完成提示聲響起，開蓋加入橄欖片，即可盛盤。

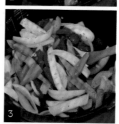

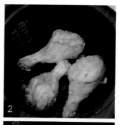

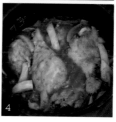

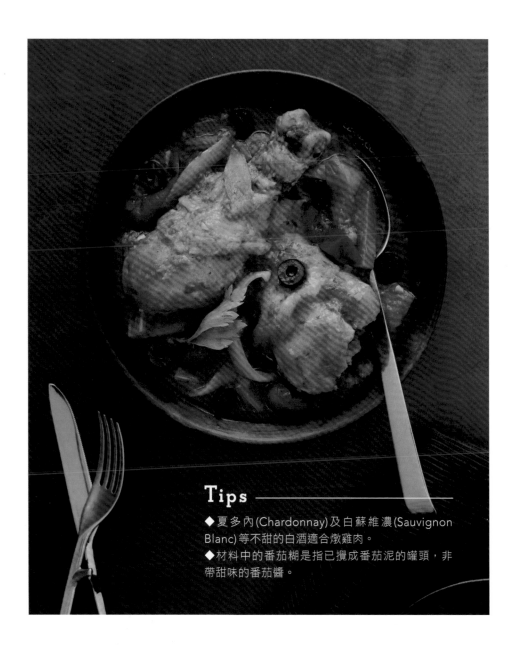

Tips

◆夏多內(Chardonnay)及白蘇維濃(Sauvignon Blanc)等不甜的白酒適合燉雞肉。
◆材料中的番茄糊是指已攪成番茄泥的罐頭，非帶甜味的番茄醬。

營養小學堂

想要穩固孩子的保護力，除了蔬果中的植化素與維生素外，肉類中的礦物質也佔有一席之地。雞肉中豐富的鋅及硒能幫助調控免疫細胞，並且鋅還參與皮膚組織合成，因此可促進傷口復原。

波隆那肉醬義大利麵

每到一家新的義大利餐廳，肉醬義大利麵是我必點的。從基本款看廚師的底子夠不夠紮實，風格是傳統還是創新。如果看到「老奶奶的肉醬食譜」，期待值馬上翻倍！從這個基本款的波隆那肉醬開始，慢慢依家人口味調出「我們家的肉醬」吧！

材料
牛絞肉　150克
豬絞肉　150克
培根（切丁）　2片
洋蔥（切末）　50克
紅蘿蔔（切末）　50克
西洋芹（切末）　50克
橄欖油　3湯匙
乾乳酪粉（可省略）　適量

調味料
鹽　1茶匙
黑胡椒　少許
乾奧勒崗末　1/4茶匙
紅酒　50ml
鮮奶　100ml
番茄糊　400克
雞高湯　50ml

煮義大利麵
義大利麵條　160克（2人份）
鹽　1/2茶匙
水　1000ml

烹調時間

70
分鐘

份數
4人份

模式
烤雞
煮粥
健康蒸
烤肉

1. 在烹調義大利麵前先做肉醬。不沾內鍋加油，選「**烤雞**」模式及「**開始烹飪**」，把洋蔥、紅蘿蔔及西洋芹丁拌炒至軟。
2. 加入培根、牛絞肉、豬絞肉、奧勒崗、鹽及黑胡椒拌炒至絞肉轉白色。
3. 倒進紅酒，讓酒精揮發及被食材吸收，約3分鐘後，加入鮮奶、番茄糊及高湯拌勻。
4. 合蓋上鎖，選「**煮粥**」模式，壓力值增加至60kPa，按「**開始烹飪**」。完成後將裝著肉醬的內鍋取出。
5. 煮義大利麵：另一個內鍋加水，選「**烤雞**」模式及「**開始烹飪**」，水沸後加鹽拌勻，放入義大利麵。
6. 合蓋上鎖，選「**健康蒸**」模式，按「**時長/預約**」調至「**6分鐘**」，按「**開始烹飪**」。
7. 完成提示聲響起，按「**保溫/取消**」，倒掉煮麵水，放入適量肉醬，選「**烤肉**」模式及「**開始烹飪**」，拌至醬汁濃稠。
8. 盛盤後撒上乾乳酪粉味道更香濃。

Tips

◆肉醬份量可以多做一些，分成小包冷凍，做焗烤或沾醬，用途廣泛。

◆傳統的波隆那肉醬以白酒或紅酒燉煮都可以，但一定要是干型不帶甜的。

◆材料中的番茄糊是指已攪成番茄泥的罐頭，非帶甜味的番茄醬。

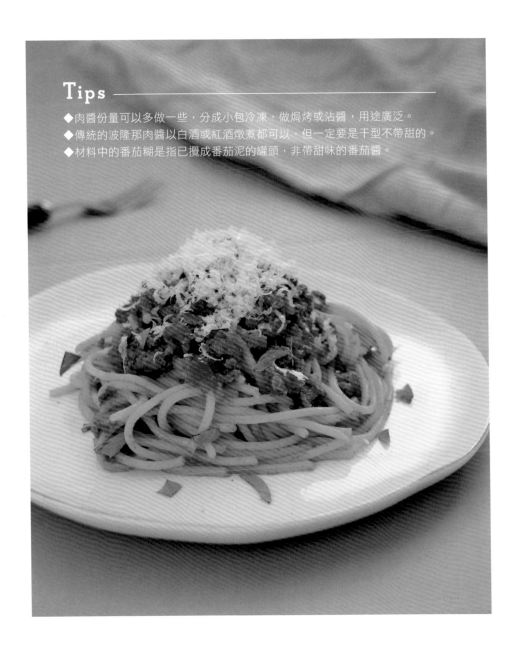

營養小學堂

以牛肉與豬肉兩種肉品，調和口感並增加營養素豐富度。牛肉中的鐵、維生素B6及B12對於紅血球的生成至關重要，還可以維持紅血球數量與品質；而豬肉含有較高的維生素B1、B2及菸鹼素，與體內代謝熱量的酵素相關，幫助維持好活力。

番茄馬鈴薯栗子洋蔥雞湯

番茄、馬鈴薯及洋蔥，是港式家常湯最基本的材料，適合搭配各種肉料及海鮮來煲湯，加入堅果則成素湯。想在口味上提升層次，把雞肉、豬肉及堅果同煮吧，濃郁的鮮味及甜味讓普通的家常湯變得不平凡！

材料

土雞腿　600克	洋蔥（切段）　3/4顆
豬胛心肉　200克	栗子　8顆
番茄（切塊）　2顆	薑　2片
馬鈴薯（切塊）　200克	水　1000ml
紅蘿蔔（切塊）　1/2條	鹽　適量

烹調時間

90

分鐘

份數

4-5人份

模式

烤雞

烤肉

煲湯

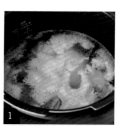

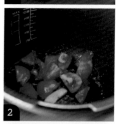

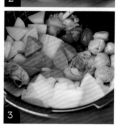

1. 內鍋下雞腿及豬肉，加水蓋過食材。選「**烤雞**」模式及「**開始烹飪**」，將雞肉及豬肉汆燙去血水，取出沖洗表面雜質備用。

2. 內鍋加油，選「**烤肉**」模式及「**開始烹飪**」，將薑片煎香，加入番茄塊，炒至番茄變軟。

3. 把雞腿及所有食材放進內鍋，注水蓋滿材料。合蓋上鎖，選「**煲湯**」模式，按「**開始烹飪**」。

4. 完成後解鎖開蓋，加鹽調味便完成。

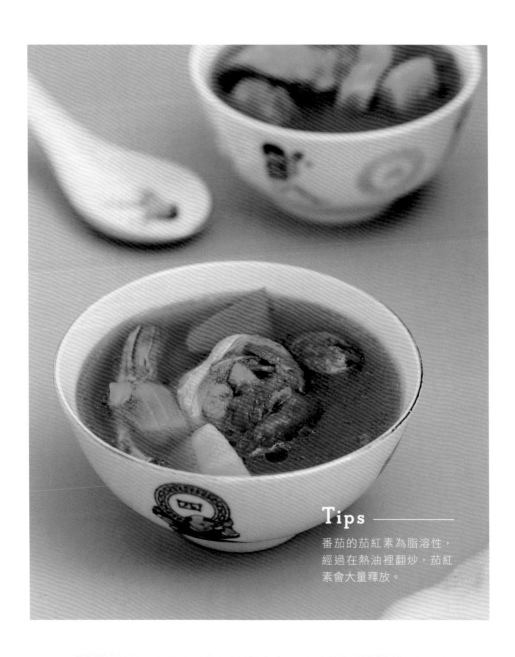

Tips ───

番茄的茄紅素為脂溶性，
經過在熱油裡翻炒，茄紅
素會大量釋放。

營養小學堂

馬鈴薯是富有鉀離子的全穀雜糧類，鉀離子有調控肌肉、心肌
的作用，因此補充馬鈴薯不僅可提供能量，也能讓孩子有滿滿
元氣！番茄經過加熱烹調，茄紅素被萃取至雞油中，營養比生
吃番茄更好吸收，是體內抗氧化的好幫手，讓孩子健康成長！

Part 6

Omega-3 脂肪酸

在需要靈活思考的升學階段，Omega-3 脂肪酸是補腦不可
或缺的營養素！

Omega-3 屬於多元不飽和脂肪酸，有以下常見的三種類型：
EPA（二十碳五烯酸, Eicosapentaenoic acid）
DHA（二十二碳六烯酸, Docosahexaenoic Acid）
ALA（α-次亞麻油酸, α-Linolenic acid）
三種脂肪酸可以互相轉換：ALA 轉化為 EPA，EPA 可再轉
化為 DHA，其中的 ALA 因為人體無法自行合成，必須從飲
食中攝取，但因為轉換率低，所以積極補充富含 Omega-3
的食物是非常重要的！

Omega-3 脂肪酸吃多少才是剛剛好？

DHA及EPA都與腦神經及反應力相關，研究上發現補充後皆有改善記憶力的結果。另外，孩子因長期使用電子產品造成眼睛乾澀、影響視力，DHA及EPA亦能改善乾眼的狀況，維持眼部健康。Omega-3 脂肪酸還有維持健康心血管功能、抗發炎以及改善憂鬱的功效，對孩子成長非常重要。

【 Omega-3 脂肪酸建議攝取量 】

年齡	每日Omega-3 脂肪酸(EPA+DHA)的建議攝取量	換算成食物的份量
2-4 歲	100-150毫克	🐟 2.0克鯖魚 🐟 3.8克秋刀魚 🐟 9.0克鮭魚
4-6 歲	150-200毫克	🐟 2.7克鯖魚 🐟 5.0克秋刀魚 🐟 12.0克鮭魚
6-10 歲	200-250毫克	🐟 3.4克鯖魚 🐟 6.3克秋刀魚 🐟 15.2克鮭魚
10 歲以上	300-500毫克	🐟 6.8克鯖魚 🐟 12.6克秋刀魚 🐟 30.3克鮭魚

●建議於每日飲食中將不同Omega-3食材融入（參考 P115），豐富餐盤不單調！

Omega-3 脂肪酸吃什麼？

Omega-3 脂肪酸中的ALA多存在於亞麻籽油、大豆油、奇亞籽和核桃等食材中，而EPA與DHA則在脂肪較多的魚中含量豐富，像是鯖魚、秋刀魚、鯖魚等。魚類除了魚油含有維生素D的營養，建議要烹煮過後再食用，營養利用效率更佳！而Omega-3 脂肪酸會因為高溫而變質，建議避免油炸、大火烤的方式烹調。

許多家長會問魚類營養這麼棒，那孩子可以吃生魚片嗎？

除了上述營養利用的問題，美國食品藥物管理局也指出，五歲以下的幼童建議不要吃生食！五歲以下孩童的免疫系統仍在發育，胃酸也相對較少，面對生食中的細菌與寄生蟲，容易引起食源性相關的疾病。

【成長期的 Omega-3 脂肪酸跟著這樣吃】

食物類別	選食原則	推薦食材
🐟 魚	避免只攝取大型魚類＊	鯖魚、秋刀魚、鮭魚、柳葉魚、白帶魚
🪐 油脂及堅果種子	**油脂**：選擇不重複使用的新鮮油品，注意不同油品的發煙點 **堅果種子**：選擇無調味的堅果	亞麻籽油、奇亞籽、核桃、白芝麻、葵瓜子

＊ 大型魚類（鯊魚、旗魚等）可能累積高濃度的污染物，例如：戴奧辛、甲基汞等金屬，容易影響幼兒神經發育健康，建議減少攝取。

烤鯖魚佐莎莎醬

我喜歡水果入菜，水果豐富的色彩，從視覺打開食欲。把一成不變的烤鯖魚，加上水果風的莎莎醬，哪怕只是切水果剩下的邊角，都能讓每天的鯖魚看來有變化，味道不斷有新意。

材料
薄鹽鯖魚片　150克
橄欖油　1/2茶匙

芒果莎莎醬
芒果　20克
紫洋蔥　10克
小黃瓜　10克
小番茄　1顆

香菜　1茶匙
檸檬汁　1茶匙
鹽　少許

烹調時間

分鐘

份數
1人份

模式
烤海鮮

1. 先準備莎莎醬，把蔬果切成0.5公分小丁，加入鹽及檸檬汁混合備用。
2. 擦乾鯖魚上的水分。
3. 內鍋加油，選「**烤海鮮**」模式及「**開始烹飪**」，油熱時，將鯖魚片魚皮朝下放入內鍋，合蓋烤鯖魚。
4. 約6分鐘後翻面，再烤約2分鐘後，取出盛盤。鋪上莎莎醬便完成。

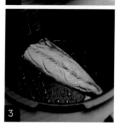

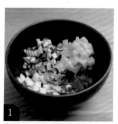

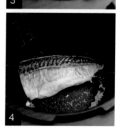

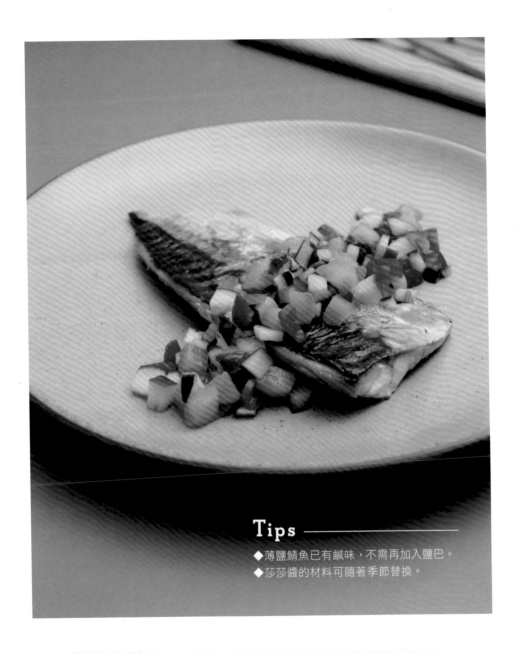

Tips ————————

◆薄鹽鯖魚已有鹹味,不需再加入鹽巴。
◆莎莎醬的材料可隨著季節替換。

營養小學堂

鯖魚可以說是魚油之王,為常見魚種中 Omega-3 含量最多的魚!是幫成長期孩子補腦的重要食材!搭配富含蔬果的莎莎醬,不僅開胃,還能促進營養吸收利用。

鮭魚牛奶鍋

日式牛奶鍋的湯頭，不需像西式濃湯要加入奶油及麵粉，吃起來清爽少負擔。鮮奶讓鮭肉的口感更順滑，豆腐及蔬菜吸入味噌的甜味，鮮甜無比，在微冷的天氣，或身體疲累時，煮一鍋溫暖的鮭魚牛奶鍋，把元氣補滿！

材料

鮭魚（切塊）　300 克
豆腐（切塊）　1/2 盒
綠花椰菜　50 克
南瓜（切段）　50 克
新鮮香菇　4 朵
雞高湯　500ml

調味料

鹽　1/2 茶匙
味噌　1/2 湯匙
鮮奶　400ml
清酒　1 湯匙

烹調時間

20
分鐘

份數
4-5 人份

模式

烤雞

健康蒸

烤海鮮

1. 雞高湯倒入內鍋，選**「烤雞」**模式及**「開始烹飪」**。加熱後，加入鹽巴，接著將味噌過篩加入高湯，拌至完全溶解。
2. 加入豆腐、南瓜及香菇，合蓋上鎖，選**「健康蒸」**模式及**「開始烹飪」**，按**「時長/預約」**，時長降為6分鐘。
3. 解鎖開蓋，選**「烤海鮮」**模式及**「開始烹飪」**，倒入鮮奶，放入鮭魚塊，再倒清酒。
4. 煮至鮭魚半熟時，放入綠花椰菜煮熟，完成。

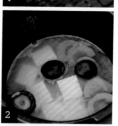

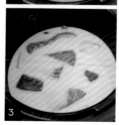

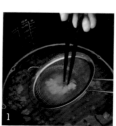

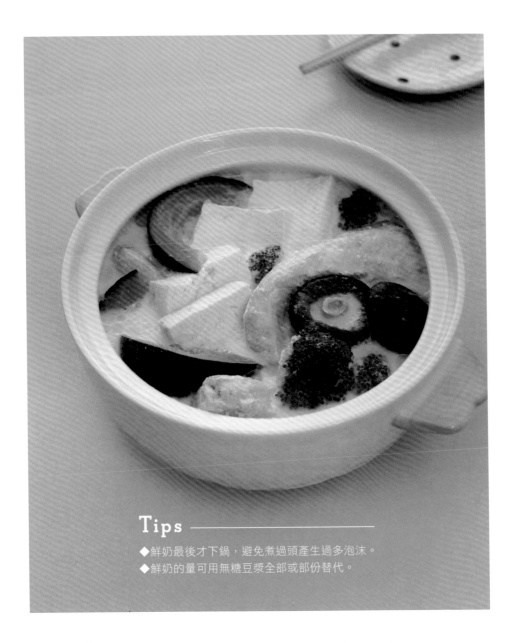

Tips ——————————

◆鮮奶最後才下鍋，避免煮過頭產生過多泡沫。
◆鮮奶的量可用無糖豆漿全部或部份替代。

營養小學堂 鮭魚不僅是富含Omega-3的好食材，它的維生素D含量也非常高！與牛奶一起烹煮可同時補充鈣質，是一道補腦與好骨質兼具的美味料理。

照燒鮭魚烤蘆筍

極簡的照燒鮭魚，不用15分鐘就做好！以萬用鍋的不沾內鍋煎魚完全零難度，鮭魚肉保持鮮嫩多汁，鹹甜的照燒醬汁非常下飯，是最能為孩子補充活力的午餐便當菜。

材料
鮭魚　120克
蘆筍　50克
蔥花　1/2條
白芝麻　少許
鹽　少許
黑胡椒　少許
油　少許

鮭魚醃料
海鹽　1/8茶匙
黑胡椒　少許
橄欖油　1/4茶匙

照燒醬調味料
醬油　1湯匙
蜂蜜　2茶匙
味醂　1湯匙

烹調時間
10
分鐘

份數
1人份

模式
烤海鮮

1. 將鮭魚拭乾水分，兩面均勻撒上海鹽、黑胡椒，再抹上橄欖油。
2. 內鍋加油，選「**烤海鮮**」模式，按「**開始烹飪**」，油熱放入鮭魚及蘆筍。
3. 合蓋，中途翻面，每面煎4分鐘，煎魚的時間可依鮭魚厚薄增減。
4. 當側邊橘色的魚肉慢慢從底部開始熟成轉白色，約至1/2高度時，便可以翻面，同時在蘆筍上撒些鹽巴及黑胡椒拌炒。
5. 鮭魚兩面煎香後，取出蘆筍。照燒醬調味料混合後，淋在鮭魚上，等汁稍濃即可起鍋。上桌時撒上蔥花及白芝麻。

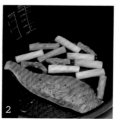

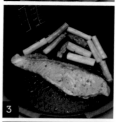

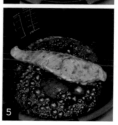

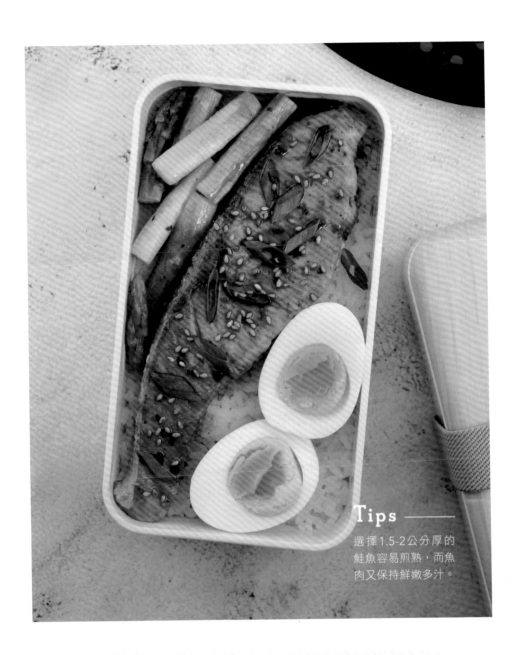

Tips ———

選擇1.5-2公分厚的
鮭魚容易煎熟，而魚
肉又保持鮮嫩多汁。

營養小學堂

鮭魚營養價值高，不只富含優質蛋白質，還含有健腦的關鍵
Omega-3脂肪酸！刺少好入口，方便孩子食用，保留油脂
的烹煮方式能夠攝取更完整的營養。

地中海橄欖燉鯖魚

鯖魚除了在亞洲受歡迎，也是歐洲非常普遍的魚種。簡單、清淡卻高營養的地中海飲食中，常會見到鯖魚與健康的橄欖油、大量高纖又顏色繽紛的蔬菜同煮。地中海橄欖燉鯖魚，特別加入了白醋，燉煮出清爽的酸甜滋味，讓人食欲大開。

材料
薄鹽鯖魚片　2片
紅蘿蔔（切段）　1/2條
紫洋蔥（切段）　1/4顆
綠橄欖　50克
酸黃瓜　50克
蒜末　3瓣
月桂葉　2片
小辣椒　1條
黑胡椒　適量

醬汁
初搾橄欖油　1/2杯
白醋　1/4杯
甜椒粉　1/2茶匙
薑　1/2湯匙
鹽　1/2茶匙
糖　1/4茶匙
水　200ml

烹調時間
45
分鐘

份數
3-4人份

模式
煮粥

收汁入味

1. 鯖魚片切大塊，鋪平在內鍋。
2. 放入所有材料，疊在鯖魚上。
3. 將醬汁混合拌勻，倒入鍋內。合蓋上鎖，按「**煮粥**」模式及「**開始烹飪**」。
4. 完成後，解鎖開蓋，按「**收汁入味**」及「**開始烹飪**」，收汁約4分鐘至湯汁轉濃。
5. 適合搭配米飯或麵包。

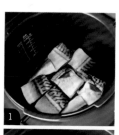

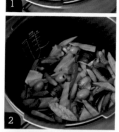

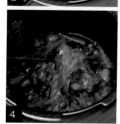

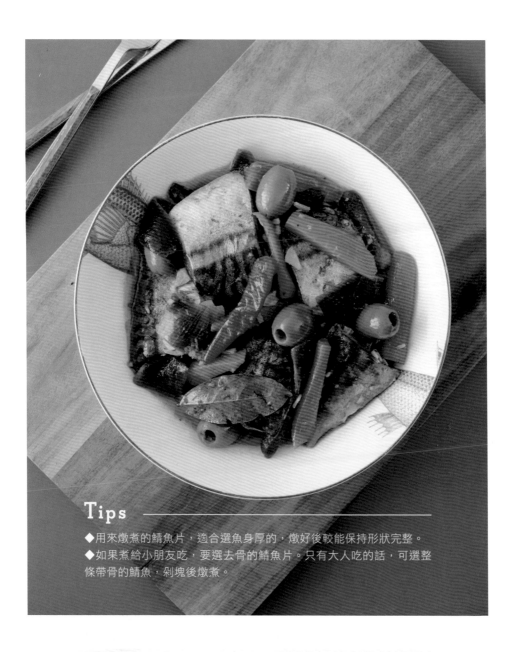

Tips

◆用來燉煮的鯖魚片，適合選魚身厚的，燉好後較能保持形狀完整。
◆如果煮給小朋友吃，要選去骨的鯖魚片。只有大人吃的話，可選整條帶骨的鯖魚，剁塊後燉煮。

營養小學堂

鯖魚是補腦營養EPA及DHA含量最豐富的魚！加上橄欖油與抗氧化蔬果烹煮，富含不飽和脂肪酸的好油脂及多元的維生素、礦物質就是地中海飲食的特色，即使是飲食控制的孩子也可以放心吃。

番茄鮪魚通心麵

有天享受著我心目中台灣麵包第一名——光頭師傅的剝皮辣椒巧巴達時，突然靈機一觸，醃漬過的剝皮辣椒滋味比義大利的酸豆不單更有深度，微辣中帶點甜，對平衡番茄的酸恰恰好呢！把這道簡單一鍋到底卻有深度的義大利麵，獻給十幾年來沒讓我失望過的光頭師傅。

材料

通心麵　160克	巴西里（碎）　1/8茶匙
水煮鮪魚塊（瀝乾水分）　120克	羅勒或九層塔葉　10片
小番茄（對切）　100克	鹽　1/2茶匙
剝皮辣椒（切丁）　1又1/2茶匙	黑胡椒　少許
洋蔥（切塊）　100克	高湯　400ml
蒜片　1瓣	橄欖油　1湯匙
粗紅辣椒片（怕辣可省略）　1/2湯匙	初榨橄欖油　少許
番茄泥　120克	

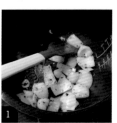

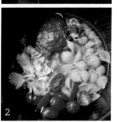

烹調時間

10
分鐘

份數

2人份

模式

烤雞

健康蒸

1. 內鍋加橄欖油，選「**烤雞**」模式及「**開始烹飪**」，油熱把洋蔥、蒜片及紅辣椒片炒香。

2. 續放入通心麵、鮪魚塊、小番茄、剝皮辣椒、番茄泥、巴西里、鹽、黑胡椒及高湯。

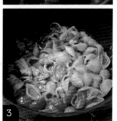

3. 合蓋選「**健康蒸**」，按「**時長/預約**」調至「**6分鐘**」，按「**開始烹飪**」。完成提示聲響起，解鎖開蓋拌勻。

4. 盛盤後可放上羅勒葉，並淋上少許初榨橄欖油。